癖

從消費欲望到斷捨離，
囤積世代的物我依存關係

CLUTTER

AN UNTIDY HISTORY

珍妮佛・霍華德 Jennifer Howard——著
陳義仁——譯

目錄

前言　在我媽房子裡——一段個人的囤物史　005
第一章　尋寶藏寶者——囤積與羞恥感　021
第二章　物質世界——消費文化的維多利亞根源　045
第三章　買到送到——從郵購型錄到亞馬遜黃金服務　083
第四章　物有其位——對抗失序的無盡戰爭　113
第五章　廢棄、稀缺和富足——去雜物作為行動主義和創業精神　155
第六章　最終的去處——囤積作為垃圾和生態災難　187
後記　變化中的堆雜景觀　219
致謝　229
參考資料　233

前言　在我媽房子裡——一段個人的囤物史

我坐在我媽房子的地板上，周圍都是東西。

到處都是——一堆堆、一疊疊、一箱箱和一袋袋的東西。報紙和垃圾郵件遍布於客廳的地板上。一個個茶杯裡裝著數以百計的一美分硬幣、迴紋針和橡皮筋。一架十年沒彈過的大鍵琴底下，放滿十幾件褪色的檯燈。

我起身穿過災難現場，就像是個評估颶風災損的第一反應者。每個廳室都呈現一片新的慘況。客廳裡的咖啡桌散落著陶瓷杯和玻璃杯，杯底都是褐色的污漬。當我拿起堆放在旁的一個披薩盒，剩下的披薩邊就像骨頭似的在盒裡格格作響。

外帶中式料理在周圍那些保麗龍餐盒裡發爛，我打開一個餐盒，發現內容物已經發臭、還有在動的感覺，上邊爬著蟲。

在這個陪我們度過這麼多上學早餐和節日晚餐的餐廳裡，餐桌成了特百惠容器和空罐子的墓地。圍式門廊上，堆著塞滿回收物和垃圾的袋子、壞掉的椅子和沒用過的烤盤、自從一九九〇年代就廢棄的貓抓柱，讓人完全沒辦法從中間穿過去。

廚房是衛生稽查員的噩夢。水槽裡滿是髒盤，盤子上的殘渣還有蛆蛆扭來扭去。老鼠屎灑滿了流理台，就像杯子蛋糕上點綴的巧克力米。一打開櫥櫃，我就發現多年沒人碰的高級麵粉和乾貨明顯被老鼠啃過。一具小小的乾屍就倒在角落，命喪於我媽在屋裡到處放置的毒藥盤。

* * *

骯髒和混亂已經滲透到每個廳室——樓上的、樓下的、閣樓、地下室。沒有哪個空間被輕易放過。在各間臥室，臨時搭建起來的路徑得穿過書本和帳單的廊道，以及迂迴繞過成堆的衣服、毛巾和床單。為了搆到備用房間（原本那是我的臥室）的層架，我得攀上一座座袋狀垃圾堆成的小山，然後爬過床面這片僅存的淨空空間。我看不到我媽辦公間的地板或書桌的頂端，包括窗台，每個能用的表面都被零零碎碎給占領了，像是藥瓶、指甲剪、長尾夾、筷子、鋼筆、鉛筆、優惠券、口袋零錢、雜亂鑰匙和口香糖片。

我媽一直就是這樣生活的，而且差點因此送命，如今這都變成我要處理的問題了。隨著最初的厭惡和驚恐逐漸趨緩，前方任務的艱鉅程度也變得更加清楚。雜物之多令我吃驚。臥室的壁櫥裡滿溢著阿瑪菲（Amalfi）和費拉格慕（Ferragamo）的鞋子、四十年來我媽參加藝術盛會和首映會穿過的正式禮服，以及一九八〇年代和九〇年代職業婦女常穿的褲裝，還有箱型夾克、絲巾和大到顯眼卻不見得俗麗的金飾。我媽的朋友們以前老是讚美她的品味，還跟她說，她看起來既優雅又會穿搭。那些朋友一定很驚訝，在當前危機爆發前的幾個月裡，我媽居然開始習慣穿上我那已故繼父尺寸過大的牛仔褲和襯衫，因為她無法——或不願意——為自己洗衣服。在地下室階梯的底部，我發現一大堆髒衣服被扔下樓，任其發臭。

我發現情感圈套就像老鼠陷阱般，散落在整座房子。我這輩子都覺得我媽是個謎，是個難以捉摸的存在。她確保我有吃有穿，但除此之外，她在情感上遙不可及。現在，當我挖掘著她物質生活的廢墟，我卻發現了種種線索，那些現地文物依稀透露出她可能是個怎樣的人。

擁有藝術家的眼光，讓她嚮往擁有精緻而昂貴的東西。我媽之所以購物，是為了讓自己感到好過一些，感到她在世界上有價值，感受到愛和表達愛。她很會送別人一些實用的禮物。她以前常說「工欲善其事，必先利其器」，那些我挖掘出來的雜物中，有不少都是她從事各門技藝的工具。如今她都用不了了。

在我的舊臥室，她的藏書擺滿了三面牆的書架。想要翻翻書，我還得爬過一個個檔案箱、一包包塞滿針織半成品的袋子、一台舊娃娃車、一部縫紉機、一個個裝著她壁櫥已經塞不下各種藏品的鞋盒。我至少清點出五百本烹飪書，很多都是介紹地中海菜餚的。其他書籍則體現出老媽「平實」的面向：教人醃製食物的書、收錄甜酸醬食譜的書、介紹新英格蘭小鎮當地美食的書。我媽以前常常像有些人買懸疑小說或言情小說那樣地瘋狂購買烹飪書，她總想要買上更多，哪怕她只實際做過少數的食譜。做新菜並不是重點，她希望看到或想像迷人的食物被端進一個優雅的環境中。

其他幾組書架上的內容更令我吃驚。我兒時讀的那些托爾金、勒瑰恩和洛伊・亞歷山大的作品，被換成了一堆自助書，一本本記錄下她幾十年來試圖弄懂失序情感生活的嘗試。老媽的住家位於一家公共圖書館的附近轉角處，但她顯然很少去借點什麼東西來讀，反而似乎獨力支撐著自助類書的出版產業。她買了很多書，包括談論如何應對身為酒鬼的成年子女、談論如何管控憤怒，談論如何讓婚姻行得通，或是談論如何成為一名成功的女企業家。與此同時，據我所知，她的人生也繼續那原本無法預測的走勢：憤怒情緒、婚姻緊張、財務不穩。發現她的自助書藏書如此豐富，讓我開始懷疑她是否擁有比我所以為的更多的自知之明。

如果是的話，那也太少、而且太遲了。

＊＊＊

以我對我媽的認識，那種禁錮她的極端囤物癖，可謂一場醞釀多年的危機。有一個初步理論是這樣的：童年的匱乏和混亂，養成了一個人一生都用東西來撫慰自己的強迫行為。「囤物」的習性就跟情緒混亂一樣，很可能會在整個家族裡流傳下去，就像捲髮、藍眼睛或音樂能力那樣的往下一代遺傳。

我媽和雜物的糾葛始於麻州伍斯特，那兒是她從小長大的地方。我媽是家中的老大，父親是個酗酒的工程師，母親是家庭主婦。她曾經告訴我，她和弟弟妹妹一人一雙新鞋要穿上一整個學年。難怪她會羨慕舒茲伯利街那些富家女的手提包和時髦鞋子。然而，比起有形的事物，她一定更渴求穩定的生活，那是跟著一對酒鬼父親和消極又愛挑剔的母親的成長過程中，很難獲得的。所以她找了一條出路，她利用自身演奏鋼琴和管風琴的才華把伍斯特拋在腦後，在歐柏林音樂學院獲得一席之地。

小時候，我很敬畏我媽的創意作風。我會在晚上入睡前聽到她在大鍵琴上練習巴赫和史卡拉第的巴洛克式複雜技巧，一串串音符就從她靈動的指尖傾洩而出。此外，她也作畫，畫的主要是在天鵝絨深色背景前展現最佳自我的瓶花靜物。在畫布和鍵盤上，她容不下半點無序狀態。

然而，在個人生活中，我媽卻一路留下越來越多的混亂。她受不了我外婆的壓力，在非常年輕時就嫁給了我爸，那時她還沒決定在人生中要扮演什麼角色、想要什麼。這場婚姻並不持久，我五歲時，我媽就拋下了我爸。她總對我說，她離開是不得已，為了自保，但此舉擾亂了我的世界，震盪了我的童年和往後的人生。

跟我爸分開後，我媽又多了兩任丈夫、一連串討人厭的狗、好幾架大鍵琴、數百件書籍和唱片，以及超過任何人可能會需要的義大利鞋。她離掉第二任丈夫，送走第三任，但鞋子和狗她都留著。此外，她還留著她婚姻中所擁有過的幾乎每一項物品。

我永遠不會知道我媽是否曾經停止獲取和積累。我只知道她無法或不願意丟掉任何東西。她那診斷得晚、卻以十年時間蔓延心智的失智症，一定放大了她的囤積傾向。然而，在心智還完全屬於她的時候，她也從來狠不下心丟掉東西。早在疾病讓她無法克制之前，積聚幾十年的雜物就已經使她無能為力了。

她肯定知道她花了多年製造出來的那團混亂，總有一天要由我來清理，但她還是買買買，那一堆堆、一疊疊、一箱箱、一袋袋的數量越來越多，留給她的可居空間縮小再縮小，直到幾乎半點不剩，整間房子都塞滿了東西。

＊＊＊

發生在我媽身上的事，並不完全是她的錯，不過站在她所留下的住宅廢墟之中，實在讓人很難諒解這點。她的故事是一部警世錄，顯示出一個關於當代美國的不堪真相：這種文化使得我們渴望那些並不真正需要的東西，甚至經常忽略掉真正欠缺的種種，包括了愛、連結、有意義的工作、對自身以外某種存在的感知，以及對自然世界，除了要加以開發來製造更多的資源和買賣之外，還需要關懷。

美國人從生到死都聽人家說「物質等於快樂」，而當所買的東西沒有帶給我們快樂，或當上一次購物的快感已然消退，我們就會再買上更多、更多，再更多——無論那是快時尚、汽車、寵物用品或智慧型手機。消費引擎燃燒著寶貴的個人和環境資源，用來餵飽永遠無法完全滿足的慾望，這就是重點。一旦我們覺得自己已經到達物質滿足的程度，我們就會停止採購，那麼引擎就會停機。

消費者的集體和內在生活都跟著地球一起受苦。在《我們住在焦慮星球》（*Notes on a Nervous Planet*，中文版由天下雜誌出版，二〇一九年）這本談焦慮的書裡，小說家麥特・海格（Matt Haig）喊出了「現代生存的實體雜物和心靈碎屑」，他寫道，「在當前的世界，有著過量的一切。」那麼，我媽房子的混亂，可以解讀為某種更大且更雜亂的縮影。每年都有無數的他人——兒女、姪甥、生活伴侶和遺囑執行人——在處理像我這樣的情況。對我們這代人來說，這簡直是某種過渡儀式，或者，至少是某種共同負擔。

當我穿梭在我媽密密麻麻的家當中，為了尋求舒緩和一些溫柔的指引，我讀了日本作家近藤麻理惠（Marie Kondo）的暢銷書《怦然心動的人生整理魔法》（*The*

Life-Changing Magic of Tidying Up，中文版由方智出版，二〇一一年）。在我拿起她這本書時，近藤的風潮方才席捲全美各地（至少也是全美的生活類記者和評論員）——這位態度溫和的日本整理大師多少受到神道原則的啟發，她建議讀者，只要留下那些「令人怦然心動」的物件。

不過，當你從家裡清掉少說五十年份的沉積物，「整理」一詞並不足以形容過程中發生了些什麼。當我處理我媽的那團混亂，我才沒發現什麼東西會令人怦然心動，只是勉強感到欣慰，至少我還能堅強的面對這場看似不可能的任務。

結果，最撫慰我的書籍，是查斯特（Roz Chast）所著的《我們不能談些更愉快的話題嗎？》（*Can't We Talk About Something More Pleasant?*）。這本二〇一四年的插圖回憶錄，講述了她父母的衰退，以及「那般龐大、非常怪異又令人心碎的工作」——這句話完美描述了她得在兩老從舊公寓搬進輔助醫療機構後，處理他們東西的經過。我不會說這本書讀起來很鼓舞人，但它讓我所身處的情況，變得不那麼詭異了。

老年照護的困境就跟流產一樣，只有當事情發生在自己的身上，才知道原來那比任何人告訴你的還要普遍許多。當我媽那場危機的消息傳了出去，朋友們紛紛帶來了自己的故事。他們提到大屋換小屋和看護照顧、財務和法律安排、痛苦的對話，也提到一些事實證明是無痛的、甚至是歡欣的長者遷移經驗，那可是一種很少見、很難得、也很令人羨慕的經驗，那是從雜物中被解放出來的感覺，而非被迫與其分離。這些朋友和我交換了個案工作者、整理師和垃圾清運者的名單和電話號碼。我太晚才認識到，原來有些社會服務，也許能在我媽的髒亂引發危機之前，就將她從裡面拯救出來。

不過，我還是去到哪裡都拖著我媽家當的重壓。當我走路或開車、工作或上健身房、坐在辦公桌或用餐，問題一個個閃過我的腦海。那些問題會在夜裡吵醒我。這一切將何去何從？哪些是可以搶救的？哪些是我得拋棄的，而我又該如何把寶藏從垃圾之間分離出來呢？尤其是其中有這麼多——這麼多的雜物！——看起來都像垃圾。

＊＊＊

到了某個階段，存在性的煩惱讓位給實踐性的煩惱。要往前走的唯一道路，就是必須先踏出第一步。我一次次裝滿垃圾箱和回收箱，送走報章雜誌和垃圾郵件，送走沒開過的罐裝果醬和乾燥調味品。那些我繼父去世兩年後都放著沒人管的衣服，也一併送到一家在地慈善機構。

至於他其餘的家當，則費時更久：我繼父的孩子住得遠，而我不忍心扔掉他那些照片、家族文件和傳家寶，所以我只好分批寄出。這些文檔很花時間整理，卻很容易發送。事實證明，要橫跨全國的範圍去運送一些老爺鐘、管鐘和各種有的沒的物件，可沒那麼容易。

我不像我媽那樣，在危機闖入前拒絕一切的幫忙和好意，我才不相信我能夠自己應付這一切，所以我找了一位整理師來幫忙。這個人是個話少高效的女性，兼具治療師的風範和老管家的審慎。她花了好幾天翻查那令人卻步的一落落紙堆，從多年份的垃圾郵件和報紙中，篩出重要的文件。隨著整座紙堆森林慢慢縮小，我開始看到一條可以穿過所有雜物（具體和抽象）的通路隱約浮現。有些人好心地建議我甩掉這一切——直接把房子清空、賣掉就好。但是，說來容易做起來難。

這所有的東西都很久沒有在市面上流通了，但至少其中有些可以再次變得有用。我緊緊抓住那個哪怕渺茫的希望，我成了一個奪命判官，非常無情的送了大批倒楣鬼上路。過程中並無歡喜可言，但著手清理幾十年沒人管理的雜亂，倒是有種原始的愉悅感。我媽無法或不願加以處理它們，而我必須處理，所以我來處理。我逐廳逐室的翻過整間房子。我淘汰、淘汰，再淘汰。

東西之多嚇到我了。無論我搬出多少袋的垃圾和回收物，無論我跑了多少趟「好心願」，仍然有更多的東西出現，它們拔地而起就像一支喪屍部隊。我常開玩笑說，解決這個問題最好的方法，就是一罐汽油和一根火柴。在那些時刻，我都很懷疑在我們生活中的每一件東西，有多少是我們丟掉後，真的會想念的。

垃圾清運夫法蘭克幫我度過整場淘汰賽中最慘烈的部分。法蘭克和他的組員在幾個月間多次出勤到我媽家。每次他們過來，都開著一輛粉紅色卡車，這輛卡車能裝下超乎想像多的東西。他們用來裝載卡車的幾何式填塞法精準到讓我想起「塞車時刻」(Rush Hour)這個遊戲，玩家必須操縱一輛汽車通過車陣，靠的是移動其他車輛來創造可以鑽過的空間。真的是寸土必爭。

法蘭克性格活潑開朗，他默默對我投以同情的關懷，很討人喜歡。他可以算是我所缺少的那種兄弟。為了讓我暫時忘記丟棄東西的痛苦，法蘭克跟我分享了一些故事，是關於他服務過的一些家庭，家族成員為了東西爭吵不休，哪怕他正將這些東西費力的搬出房子。我想，也許我很幸運，我只需要和我自己爭吵要搶救些什麼。

即使有專業人士的協助，清空我媽的房子仍要花上數年的時間，花上多到數不清的夜晚和週末，還有午餐時間和假期。要是我能從我目前的全時工作之間請假來做這件事，這也會是一份全職工作。

實際上，我必須零零碎碎地進行，因為這種清理工程會侵蝕我可以花在我先生、我孩子和寫作上的寶貴時間。我從來沒有做過這麼艱難的事。我在大部分過程中都覺得很罪惡，也很憤怒。一再而再，那感覺就像在殺掉我媽，同時也在被她消解。我無法就此質問我媽——因為失智症豁免了患者對其罹病前作為的責任——但是，我面對一整間房子可謂滿滿都是代表物，全都是她個性和慣習的實體殘餘。

＊＊＊

囤物是個很奢侈的問題，你可能很難意識到，尤其是你正淹沒在一場清理當中。在世界上許多地方，人們不用跟太多的東西糾纏，而得設法憑藉著太少的東西求生存。當生命面臨風險，「少一點東西，多一點生活」（Less stuff, more life）這句極簡主義口號就不適用了。

當我忙於整理我媽生活的廢墟，歐洲正面臨一場二戰以來最大的難民危機。當我努力弄清楚我媽和她所有的東西將何去何從，那些來自中美洲的移民父母正努力讓自己和孩子來到美國避難，卻在美墨邊境被迫分離。後來，當我著手撰寫這本書，加州和澳洲的惡火吞噬了住家和社區，破壞了生態系統，毀掉了很多人幾輩子累積的財產。當我完成了這本書，一種致命病毒正在大流行，肆虐全世界。

那些得死命逃避暴力、疾病、天災或內戰的人，都會被迫面對關於東西「存在性」的問題。如果得逃命，你會帶上什麼？哪些物件是真正無可取代的？

我媽從未回答這個問題，而是把什麼都留著。她曾計畫要舉辦一場庭院甩賣和跑「好心願」(Goodwill)，卻從未實現過。在一座有地下室、閣樓和車庫的房子裡，她總能找到角落可以存放餘物。因此，她承諾只要時候一到，她就會處理她的東西。但是，時候從未到過。對這社會上的許多人來說，時候永遠都不會來到。

我想了解像我媽這樣的人，是如何成為自己物事的囚徒——還有囤物這個現象，是如何成為一個大到足以催生暢銷書和電視實境秀的集體問題。對答案的追尋，最終帶我在時間上往回走，回溯到維多利亞時代、工業主義和大規模生產的開端，然後向前走，走向消費文化的興起，引領我們來到目前的處境，並繼續走向我們目前可以為此而做的事。但首先，我需要更加了解個人與他們物事之間的關係，如何能從消費主義滑落到功能障礙，甚至病態——就像我媽那樣。

第一章 尋寶藏寶者——囤積與羞恥感

- 囤積現場實境秀
- 科利爾兄弟奇聞
- 自我的延伸
- 快樂與痛苦的混合
- 囤物專屬族群
- 被延遲的決定
- 第一反應者
- 厚重內容
- 強制清空

雖然這麼說感覺很怪，但我媽確實很幸運。在最極端的情況下，囤物真的可以壓死人。在我媽那座一九三〇年代、佔地不大的殖民地式建築裡，存放東西之多，可真把我嚇壞了。不過，在整部極端囤物和囤積行為的年鑑裡，我媽的情況只勉強稱得上是一個註腳。

我所知道最出名的個案是荷馬和蘭利．科利爾（Homer and Langley Collyer）這對紐約市的兄弟檔，他倆位於哈林區的褐石建築在二十世紀初變成了一座充滿垃圾的死亡陷阱，裡頭包含了成千上萬噸的報紙。二〇〇三年，文字記者利茲（Franz Lidz）在《紐約時報》撰文憶及他父親對那個處所的描述：「曲曲折折的地道裡，藏有破舊的玩具和缺損的吊燈、壞掉的嬰兒車和砸爛的平台鋼琴、壓扁的小提琴和裂開的壁爐鐘，還有塞滿了用花押字裝飾的亞麻床品的腐朽嫁妝箱。」

這一切就在一九四七年轟然告終，堆積的雜物突然崩垮到弟弟蘭利的頭上，把他給活活壓死了。眼盲臥床又依賴弟弟生活的哥哥荷馬，也在隨後跟著餓死。在近一個世紀後，兩兄弟的故事對一個囤物時代來說，仍可視為一部警世錄：你所囤積的東西，真的可能會要了你的命。

囤積現場實境秀

包括擁抱在內，那些被近藤麻理惠（Marie Kondo）搬上她網飛節目的溫柔介入的作法，都體現了一種背離，背離了美國社會長久以來是如何對待如科利爾兄弟這般、讓東西積累到堪稱髒亂地步的人。我們這個社會，歷來都很執迷——也很愛批評——那些有著囤積症的人。

為撰寫本書而做研究時，我花了很多時間，痛苦的觀看一集又一集《囤積者》（*Hoarders*）節目，在眾多帶領觀眾深入極端囤物人家的電視實境秀裡，這個節目可能是最有名的。《囤積者》已經陸續播放了十年，這證明了我們有多麼喜歡實際親臨、感同身受地去窺探別人危難的居家環境。每一集節目中都會跟拍著一隊的人馬，包括整理師、垃圾清運者和「極端囤物」專家，直面那些生活在危險和髒亂中的人。

節目攝影機衝向成堆的垃圾和碎屑，迅速穿過雜物迷宮，記錄下一片破敗的景象，好像那是個兇殺現場。加上類似恐怖電影的緊張配樂，讓人對接下來的發展更感不安。憂心的親友開始出現在鏡頭前淚流滿面，氣憤地談到他們所看見的慘狀，以及他們是多麼擔心。介入團隊輪流質問那些受苦的當事人：你看不到這個嗎？你真的覺得，這就是你的生活應該有的樣子嗎？那味道不是霉，是屎啊！

諸如此類。這些都不是什麼溫和介入，而是在公開一種非常私人的羞恥，並且來自於一個悠久傳統。早在實境秀攝影機侵入囤積症患者的私人空間之前，媒體就已經報導過教育水準高卻行為古怪的科利爾兄弟。兩兄弟的父親是一位富裕的紐約醫師，母親是歌劇歌手，這家人在一九〇九年搬進位於哈林區的一座褐石建築，然後積累了相當驚人的藏書，總共超過兩萬五千本。科利爾醫師和妻子把兩個兒子送到哥倫比亞大學去唸工科（蘭利）和法律（荷馬），而蘭利還嫻熟鋼琴，甚至曾在卡內基音樂廳演奏過。

可惜，那些鍍金的起點並未通往一個幸福的人生。兩兄弟的父母在一九二〇年代去世，到了一九四七年春天，哈林區警方獲報有人死在那間屋裡，原來，兩兄弟早已變成真正的隱居者。其中荷馬眼盲失能，生活全賴弟弟的照顧。

整座褐石建築塞滿了東西，害得警方花了兩個小時才進得去。在《雜物：強迫性囤積與物事的意義》（*Stuff: Compulsive Hoarding and the Meaning of Things*）一書的引言中，佛洛斯特（Randy O. Frost）和斯特凱蒂（Gail Steketee）這兩位研究者描述了當時現場的發現：

> 各式各樣的物件塞滿整座房子——報紙、鐵皮罐頭、雜誌、傘具、舊爐子、煙斗、書籍，以及更多更多。迷宮般的甬道像蛇一樣穿梭在每間廳室，甬道兩側堆著紙張、箱子、汽車零件和古董越野車，都堆到天花板去了。有些甬道乍看下好像死巷，不過仔細一瞧，就會發現其實是條秘道。有些甬道則像機關那樣，不但會發出聲響，甚至傾垮到毫無防備的入侵者身上。

往後幾天，隨著警方持續搜索那座名符其實的死亡陷阱，整份驚人物件的清單也越來越長。他們很快找到了荷馬的遺體，但又花了近三週的時間，才發現只在幾英呎外的蘭利。荷馬是活活餓死的，而蘭利則是被他自己的機關給壓死的。

擁有太多的報紙和雜誌，這件事本身並不意味著病態；但是把一捆捆報紙化為精巧又有機關的堡壘，就將問題提升到可以診斷為囤積症的程度了。科利爾兄弟的儲物堆超乎想像之處，不僅在於其中所包含的甬道和機關，也在於兩人所積累物件的大量和多樣化：一百七十噸的家當，包括十四架平台鋼琴和一輛T型車。至於他們當初是怎麼把那些東西弄進屋裡的？依然是個謎。

科利爾奇聞

科利爾兄弟的案例至今仍是探討極端囤物及其後果的試金石。但是，關於帶著囤積症生活是什麼感覺，兩人的故事並沒有太多可以說明的。為此，我在二〇一七年六月開車北上費城參加一場研討會，主辦方是「費城囤積任務編組」(Philadelphia Hoarding Task Force)。該協會是由市府機關和非營利社會服務團體所組成，旨在以各種方式處理住居方面的極端囤物。在過去幾年，隨著社區逐漸廢除強制清空的政策，並尋求實際可行的替代性介入措施，類似的任務編組也在全國各地紛紛成立，其中有些更為正式，也更有組織。

這場研討會的主要演講，出自一位名為李．舒爾（Lee Shuer）的男士，他生動描述了「極端囤物」是一種什麼感覺。舒爾本身曾經苦於囤積症，如今他開始服務其他的患者，他描述曾到紐約市科利爾兄弟家原址的參訪經驗。

「電視實境秀攝影機捕捉到雜物堆，而非那些雜物背後的人。當你真的知道故事背後的故事，是很痛苦的，」舒爾說，「那就是《囤積者》這類節目所欠缺的。」舒爾呼籲觀眾不要只看到各種奇觀，而是要看到身處奇觀中央的那個人。當年的頭條新聞刻意渲染了科利爾兄弟的聳動困境、囤積的規模，以及故事的慘澹結局。那些駭人聽聞的細節讓兩兄弟活在大眾的想像中。只不過大家都忘了，他們兩兄弟可是心智聰穎，擁有工程、醫學和音樂方面的傲人才華。

「看看他們是在對付些什麼，」舒爾說。「他們所對付的是一輩子的創傷、害怕世界，以及圍封自己。」舒爾自身的經歷並不符合流行文化所宣傳的囤積印象，他不是個閉居者，也沒患上失智症，而且能夠承擔成人責任。他有若干室友，有一份工作，還有女友。同時，他也有個問題——囤積症——威脅到他生活中的美好事物。不同於科利爾兄弟，舒爾得到一個幸福的結局，他曾和現已成為他妻子的貝琪一起致力於自身的康復，兩人從此成為囤積症患者的代言人。

舒爾的演講讓我一下子就注意到，隨意使用「囤積者」之類的用語，會造成多大的傷害。把某個人標示為囤積者，會將他們化約為一個「問題」。但是關於囤積症患者的種種自我描述，則會讓人重新看待這個世界所判定的一種個人失敗。舒爾列出一些替代性的標籤，包括「尋寶藏寶者」、「收藏家」、「歷史工作者」和「藝術家」。

一開始，聽到這樣的正面用語被用來描述那些所作所為經常（且往往可理解地）被污名化為異常、不健康、可恥或危險的個人，讓我大吃一驚。如果你親身整頓過別人的極端囤物，那麼上述那些正面標籤，可不容易接受。我在我媽的那團凌亂裡，才看不到什麼藝術！換個名稱並不會使問題就此消失。

話說回來，正如我在費城聽到的，研究和經驗都顯示，比起羞辱的作法，溫情的支持更能讓囤物受害者得到他們所需要的幫助。在費城研討會的最後一個場次，貝琪．舒爾談到親近囤積症患者是什麼感覺。她說：「那些擁有太多東西的人，都是心懷善意的人。他們是藝術家，是環保人士，是歷史工作者。別忘了房間裡除了那些箱子和盒子，還有一個人。」

自我的延伸

我想起我媽壁櫥裡那些成打的鞋盒。到底她只是熱中於鑑賞和收藏精緻的鞋履，還是曾經因為生命受創，才使得她用對高端義大利鞋的品味來減輕舊傷的刺痛？這個問題，她現在已經無法解釋了，甚至在罹患失智症前，她也很可能拒答。不過，我的提問雖然無法得到一個結論，卻解放了一種同情，那是我正忙於清空的當下，很難召喚的心情。

在一次與伊利諾伊理工學院心理學副教授兼臨床訓練督導查森博士（Gregory S. Chasson）的談話中，我了解到為什麼選擇用語很重要。「很多有囤積傾向的人，都把他們的物件看作是自我的延伸。」他說。把人家稱作「囤積者」，把他們的所有物叫作「廢物」，就等於把他們稱為「垃圾」。難怪那些苦於囤積的人往往拒絕治療。查森對極端囤物的社會和經濟成本做過很多的思考：「污名化的程度相當高，不亞於嚴重心理疾病的污名，」他說，「大家都想遠離那些愛囤積的人。」

查森的研究，還包含了探討那些關於囤積的文化表徵，如何強化了它所產生的強烈羞恥感；他也贊同應該創造更體貼的術語。好比說，「尋寶藏寶者」和「物件依戀症」之類的用語，就不會像「囤積者」和「囤積」那樣的傷人。囤積者所可能遭受到的羞辱，讓他們更不可能開口求助，除非逼不得已——比方說，面臨被趕出去的困境。「這是相當難以處理的問題，」此外，激烈或晚期的介入措施也耗費了大量的市政資源，「這真的花了公眾蠻多錢的。」他說。

「你不可能吞顆藥丸，就神奇的治好囤積行為，但你可以指望認知行為療法。」查森說。此外，還有同儕領導的團體諮商。舒爾夫婦遵循著由托林（David Tolin）、佛洛斯特和斯特凱蒂所開發的治療模式，開辦了名為「身陷寶藏」（Buried in Treasures）的工作坊。上述三位研究者近年來帶領大眾深入探究囤積症與相關行為，以及如何加以治療。

「身陷寶藏」工作坊採用的方法，是鼓勵參與者查出是什麼原因驅使他們囤積。舉例來說，聚積雜物堆的人之所以珍視大量的物件，也許是因為那些物件給了他們安全感，或者是，因為那些物件能夠彌補他們所經歷的創傷。另外，將囤物視為痛苦的一種表達方式，也可以修正那種被新聞和電視實境秀所推廣、「揭露並羞辱」的態度。正如舒爾在費城研討會上所言，對於囤積症患者來說，根本問題並不是「你是怎麼弄成這樣的？」而是「我們正在處理怎樣的痛苦？如何搞清楚那種痛苦是從哪裡來的，還有，我們決定要如何對付它？」

＊＊＊

我媽是患了臨床上可以被診斷出來的囤積症嗎？我永遠都不會知道。過往的心理健康專業還沒準備好做出這樣的診斷：當時，大多數的心理健康服務者並未承認這是一種有別於強迫症或焦慮症的狀況。雖然流行文化一直都在強化對囤積的避忌，但心理健康領域過去在很大程度上，忽視了「囤積」這種症狀。遲至二〇一〇年，當佛洛斯特和斯特凱蒂出版《雜物》一書，許多治療師和精神科醫師都還是把囤積症歸結到「強迫症」這個廣泛標籤底下的病症表現。

快樂與痛苦的混合

在該書中，佛洛斯特提到他如何偶然發現「囤積」是個亟待研究的領域，那是在一九九〇年代，他在史密斯學院（Smith College）的一個學生曾指出這個課題的相關研究很少，結果到了一九九三年，他在《行為研究與理論》期刊（*Behavior Research and Theory*）中刊登了一篇文章，內容是依據一連串對「慢性保存者」的家訪（又一個不那麼充滿羞恥感的用語）整理而來。這些人都擁有一種特質：他們追求完美、寡斷不決、無法快速處理資訊，而難以做決定。

這些實地的觀察，讓囤物有機會被認定為一種不同於強迫症的症狀。二〇一三年，就在《雜物》一書問世三年之後，囤積症終於被認定為一種獨立出來的精神疾患：美國精神醫學會那本具影響力的《精神疾病診斷與統計手冊第五版》（*DSM-*

5）——心理健康專業的診斷聖經——將這種病況從陰影下獨立出來，將其認定為一種臨床上可以診斷的問題。

在美國，嚴重的囤積症影響到相當多數的人：美國精神醫學會估計，美國有百分之二到百分之六的人口患有此症。「很可能你所認識的某個人，就有囤積問題。」佛洛斯特和斯特凱蒂寫道。無論是否經過診斷，你的父母或祖父母、你的姪甥或堂表姪甥，都有可能為其所苦。這種狀況並不罕見——只是很少被承認。

佛洛斯特和斯特凱蒂發展出一個理論：囤積會發生在私人空間，在大眾視野之外，從而成為某種「地下化」的心理病態。臨床上，它和衝動控制疾患（impulse-control disorders, ICDs）有些共同的症狀，這在某程度上解釋了為什麼它這麼久以來都被與強迫症混為一談。不過，有意思的是，強迫症著重於焦慮，而囤積則來自於「快樂和痛苦的混合」。一個人可以樂在獲取物事，卻又苦於無力管理或甩掉隨之而來的過多雜物。

囤物的專屬族群

我很好奇，極端的囤物，是否不成比例的折磨著某些特定的社會經濟和群體？它是否對所有性別都造成了份量相當的影響？（女性往往活得更長，這給了女性更多的時間可以用來積累東西。）囤物是一種富貴病嗎——錢越多，東西越多？囤物是對匱乏的回應嗎？我們都聽過，那些在大蕭條時期長大的人，是如何緊緊握住一切。不過，我還沒找到支持該理論的鐵證。

我去請教了查森，他除了學術工作和研究，還擔任芝加哥蘭辛囤積任務編組的共同執行總監。「你會看到各行各業都會經歷這種事，」他說，「這是相當平等的。」根據他的經驗，雜物困擾會折磨那些錢很多的人，也會折磨那些錢很少的人。囤物障礙出現在每一個階層和各種人口統計群體，不光是黑人、白人、拉美人或亞洲人的問題，也不光是男性或女性的問題，也不是富人或窮人的問題——這是每個人的問題。

有鑑於此，社區都應該確保種種強力的系統和資源到位，以便應對這種情況。

目前整個體制尚未趕上實際的需求，有部分原因在於，個人往往將他們的囤物困擾給隱藏了起來，他們生怕被羞辱、甚至被驅趕出自己的住所。另外，許多想幫忙的親友，也常常不知道要怎麼有建設性的伸出援手。

我媽曾經很熱中社交活動，但隨著她的房子越變越糟，她便不再邀請朋友到家裡去了。他們大多不曉得她住在那房子最後幾年的處境有多麼糟。後來一直到情況已然失控，我才意識到我可以打通匿名電話給在地的老齡化部門，請求安排介入協助。其實，即使我早就知道有這個選項，我可能還是不會打這通電話，因為那很可能得付出很高的情感代價。

人道可行的解決方案和介入措施，目前依舊太難以取得。近年來，囤積任務編組——如同查森在芝加哥地區幫忙經營的那個組織——紛紛成立，以填補一些需求。他們會去協調市政機構、第一反應者、臨床人員和社工所提供的服務和介入措施。

雖然有總比沒有好，但那還是個不夠完美的解方。查森說，這些介入方案的準則隨轄區而異，這意味著，某一個地方可能採用某一套異於鄰鎮或鄰郡的介入措施，那讓援助者更難以協調出一種區域性的統一回應，或在以各自的方式迎擊問題的機關、非營利組織和個人之間，建立起最佳的實務。「任務編組真該發展成一種更全面的系統，以便協助各地區處理這些情況。」查森說道。

被延遲的決定

科利爾兄弟體現了極端囤物最病態的樣貌，但不一定要患有囤積症，才會面臨真正的囤物問題。有位治療師跟我說，囤物就是一種「被延遲的決定」，這個說法巧妙概括了當你無法或不願意處理你所積累的東西時，所產生的那種淹沒感和癱瘓感。

這種延遲是會要人命的。正如前文所提出的，囤物會害死人——包括消防員和他們努力去救的人。任職費城消防局的布朗（Andrew Brown）隊長說，美國目前並沒有可靠的數據顯示每年有多少人死於與囤物相關的火災。但布朗問過費城地區和全國各地的消防長官，得到了相同的估計：有百分之二十到二十五的平民火災死亡，都牽涉到囤物。

費城消防局為極端囤物創造了一個用語：「厚重內容」。這是個很好的講法，描述客觀但很有畫面，它讓人聯想到堵住的出口和裝滿雜物而無法通過的廳室。更重要的是，它讓進入現場的第一反應者意識到，他們即將進入一個充滿潛在危險的境地。布朗用了一個很直觀的標準：厚重內容意味著某個空間已經滿到無法用於預定的用途。或多或少因為布朗的提議，費城消防局的事故報告資料庫最近將該用語添加到轄內火災成因的清單之中。他希望，最終這會產生一些可靠的數據，讓局裡更能掌握到整個問題有多大。

第一反應者

我最早聽聞布朗談論囤物和第一反應者，是在費城囤積任務編組的研討會上。二〇一九年的十二月，我開車北上到他位於費城西南部的駐地消防站與他會面。第四〇消防車分隊所負責的，是一個以排屋和廢車場為主的低收入區域——因此被暱稱為「廢車場狗狗」。

在站內的值班室，有一份列印出來的流動列表，上頭羅列著一處處高危物業。我從頭逐一讀過這一串差不多三十個地址，將近一半都被標記為囤積建築。據布朗估計，附近每個街區至少都有一處「厚重內容」房屋。他說，全市每處消防站都有一份類似的列表。我一邊吃著被消防站烤架烤焦的起司三明治，一邊聆聽他們進入可怕火場時發生的故事。火場中只要有煙，能見度就是零，這表示消防員得摸黑挺進火場——這裡有張扶手椅，那是個門廊。

我試著想像有一個消防隊員，他身上扛著九十磅的裝備，整個人稱起來重達兩百五十磅，他得在看不見的狀況下，進入一處像科利爾家那樣充塞著報紙堆、書籍、箱子、垃圾袋、傢俱和多年來保存各種東西的迷宮。他們會攜帶一條充飽水的高壓水帶，辛苦地走上、爬過、繞開那些障礙物。但是，那條水帶可是條生命線，要從源頭滅火和引導消防員平安脫出，全都得靠它。

在「厚重內容」的情況下，水既是盟友，也是敵人。水能滅火，但是將數以百計加侖的水泵到大量的物料上，那些東西就會很快變得異常沉重。地板在溼透的雜物重壓之下會垮掉。消防員動作很快，而火也是。火可以在成堆的紙張、箱子和其他雜物底下暗地悶燒，但只要一接觸到空氣，就會突然發展為明火。布朗在囤積研討會上提出的一個看法讓我記憶猶新：著火的房子，就等於拆除中的房子。

那並沒有嚇退消防員。他們之中有許多人都是從過軍或來自一個消防家庭，他們保持著良好的身體狀態，在我們多數人都選擇逃離時，他們卻跑向危險。但是，就連健壯無畏的現場第一反應者，也可能栽在「厚重內容」之中。當某人以顛峰的體能勞動，一支在理想條件下可用三十或六十分鐘的空氣瓶會快速耗盡。對於消防員和待救者來說，每一分鐘都意味著生死之別。

布朗指出，即使是在沒有活火需要對付的時候，極端的囤物現場仍會對健康和安全構成真正的威脅。如果緊急救護技術員沒有空間可以操作器材或施作CPR，就無法幫助那些有醫療狀況的人。此外，「厚重內容」對全市的財務資源來說也很吃力。舉例來說，如果有個消防員因為進入囤物現場而受了傷，哪怕只是腳踝扭傷，那就得讓他待在傷兵名單上休養，還要再付一倍半的工資找人代班。而且，如果衛生稽查員做出裁決，認定某處地產應該被強制清空，那會讓全市花上大約一萬美元的支出，布朗如是說。

厚重內容

在每個「厚重內容」的情境背後，都有一個個人故事，都有一套導致某人陷入危險的境況。布朗在個人層面理解這一點。他自己的焦慮性疾患經驗——他患有強迫症——讓他更容易理解囤物背後的無法放手，無論那是否牽涉到徹底的囤積症。他的岳母生前也疑似患有未經診斷的囤積症，她會將堆積東西作為一種防衛，大量的物品堆到沒有完整的房間可以使用。

我認得布朗描述的一些預警行為，因為我媽也做過。布朗的岳母拒絕別人提供的幫助，她不讓來訪者進入屋裡，「弄亂」她那一堆堆的紙堆——意思是說，她自己有時也會把紙堆移來移去，彷彿有在處理這些雜物。

看到岳母的經歷，加上體認到像自己一樣的人可能會在這種情況下送命，讓布朗開始關注一件事：第一反應者應該如何對付「厚重內容」。他協助成立了費城囤積任務編組和費城消防局的「厚重內容」工作小組。從第一反應者的角度，協助某人制服「厚重內容」的最佳時機，就是在緊急事故發生之前，也就是在情勢需要出動消防車和雲梯車的「盒子勤務」（box run）之前。（「盒子」一詞是實體火警盒時代的遺留用語。）

如果是「鞋子勤務」——指的是不需出動消防車和全裝消防員的醫療狀況通報——有時候通報者會先發現有危險的囤物情況存在，他們也許能夠當場做出安全介入，例如淨空出入口，或者提醒市政機關和社會服務機構這裡有人需要幫助。強制清空應該是最後的手段。因為應付囤物最有效的作法，並不是去羞辱對方囤物太多，而是提醒對方，他有必要做出改變，才能確保安全。「我要告訴你的，並不是很多人在這幾十年來告訴過你的——你有太多的雜物，」布朗對囤積研討會的聽眾說，「我只是要告訴你，你可以更安全。」

強制清空

布朗發現，描述消防員該做些什麼去應對火災，是有很幫助的。他也解釋了為什麼費城市政法規要求每一戶住所，必須要保留一條三十六英寸寬的「出口通道」——足夠淨空讓第一反應者進去、讓住戶出來。總之，安全目標擺第一，包括了要有淨空樓梯和可用設施消除絆倒的危險，保持偵煙警報器正常運作。

派一組人去清空一切，的確可以解決眼前的難題，但從長遠來看，是完全沒用的。「你不能只是把某個人的人生給扔進垃圾車。」布朗說道。市政府和家庭對極端囤物的應對，長久以來都側重於處理眼前的問題：把房子清空，彷彿問題就解決了。但是，強制清空會為那些有囤積症的人帶來新的創傷。

在費城的囤積研討會上，桑普森博士（Jennifer Sampson）這位有證照的家族治療師描述了強制清空帶來的生理影響，是多麼類似遭遇到颶風或洪水般的天災。此類事件可能觸發一種稱為「廣泛性生理覺醒」（Diffuse Physiological Arousal, DPA）的現象，症狀包括急促呼吸和高情緒行為、做出糟糕的決定、藥物濫用，而且憂鬱可能會趁虛而入。

如果說，太多的囤物會威脅到人類的健康和福祉，那麼欠缺考慮的介入也一樣。「我們不能期望那些才剛因為颶風而失去家園的人，可以在兩天後就立刻振作起來，」桑普森說道。「我們同樣也不能期望某個剛經歷過一場囤物清空的人，這麼快就適應一切。」

在一個長久以來傾向於批判當事者無法管理自身所有物的文化裡，桑普森提出的可是一項革新的洞見，讓我滿懷希望，相信社會對囤積症的集體反應，將會擺脫那種羞辱受苦者的膝跳式衝動。我們最好運用那股能量，來檢視我們自己各種事物的愛恨情仇從何而來。

第二章　物質世界——消費文化的維多利亞根源

- 存在性焦慮
- 維多利亞風格
- 六十六把直背椅
- 爆買帝國
- 水晶宮
- 渴望擁有的狂熱
- 垃圾探險
- 岸邊記憶
- 時光保存者
- 二手物街頭小販
- 耶誕頌歌和荒涼山莊
- 情感失落

在過去幾年，每當本書的主題被討論到，對話通常會走向以下兩個方向。跟我聊的人要不就是分享自己的故事，提到他必須清空某位親戚塞滿到屋頂的住所，要不就是開個玩笑：「你要來我家考察一下嗎？」我認識的人裡頭，很少有人覺得能夠管理好他們自己的照片、衣服、玩具、書籍、文件或收件箱。我們在個體和集體上都被淹沒了。

深呼吸，聽我說：這並不是我們的錯。

存在性焦慮

這種集體雜物消化不良的根源，遠在於個人的選擇和缺點之外，而可以追溯到過去的年代。真正該被歸咎的是，這個社會體系不斷拉升生產和遞送系統，來提供民眾無窮盡的物質貨品供給。這樣豐裕的景況雖在某些方面值得羨慕，卻成為一種陷阱。當基本需求（食、衣、住）已經被滿足，現代消費者仍然預設在獲取模式。

購買要比丟棄要容易得多。消費社會利用一種稱為「稟賦效應」的現象，也就是，讓你以為擁有某樣東西，就會為你這個人注入更多的價值，彷彿這些物件是它們擁有者的延伸。怪不得，人們總是很難放棄自己擁有的東西。此外，這個世界（大部分都是負面的）資訊泛濫，二十四小時透過各種裝置、途徑和平台發送，我們被分心，我們被淹沒，身處在一個對人和對自然暴力束手無策的世界，令我們感到存在性焦慮。

怪不得這麼多人都緊抓著自己的所有物，而且花費過多的時間加以整理和管理。怪不得那些許諾大家能和物質生活建立和諧關係的整理大師，會成為暢銷作家。我把這種現象解讀為：面對壓倒性混亂的集體自我撫慰。

其中，某些在混亂中餵養這種消費循環的科技，說起來並非存在已久。然而，最初囤物的起源，以及大眾對可以迅速克服囤物的著迷態度，可以追溯到好幾個世紀之前。現代囤物的現象並沒有一個起點，但是商業和工業化的歷史則提供了有用的線索：當代消費者每天都要面對物慾胃口產生的後果，那種大量添置的習慣，或許可以追溯到工業革命之初。

換言之，就讓我們怪罪給維多利亞時代的人吧。

維多利亞風格

二〇二〇年左右的美國家居生活，感覺起來和十九世紀的倫敦或利物浦相距甚遠，但是，維多利亞時代關於裝飾和舒適的觀念，當時就已經橫渡大西洋，大幅度的影響了美國這端的想像和住家樣貌，哪怕這個時代的樣貌早已逐漸遁入歷史書籍和電視時代劇。從那個年代起，維多利亞時代的物質文化就被壓印在現代讀者和觀眾的心靈之中。而這種文化的持續力，則歸功於十九世紀的小說家和文字記者過度記錄那個時代的品味，以及電影電視製作人總是鮮活的呈現那些時而過激、卻很豐厚的描述。

「維多利亞式」，向來被用作一項方便卻不精確的代稱，它代表的是在各種意義上都很厚重的一種風格。「維多利亞式裝飾」讓人想起一棟帘子拉上的房屋，裡頭昏暗無光，各個廳室充斥著深色、沉重又塞滿東西的傢俱。維多利亞式廳室就如我們所想像的，是一個物件的聖殿（或陵墓），每一處表面——壁爐、桌頂、層架、餐具櫃——都被小瓷像和紀念物給遮蔽了，而每一吋牆面，也都被繪畫和肖像給覆蓋。

在維多利亞女王治下的十九世紀英國，工業化、都市化和帝國擴張，加上可支配的收入上升，使得更多的物件落入更多人伸手可得的範圍。當時主流的習慣並不鼓勵有錢人去當個極簡主義者。然而，布爾喬亞家居風格所帶來的負擔，也並未放過同一時代的人。「傻瓜才以為只要積聚了大量傢俱，那些東西就全都屬於他。正好相反，是他屬於他的那些傢俱，」幽默客在一八五四年諷刺雜誌《笨拙》(*Punch*)的一篇談論「傢俱的暴政」的短文中寫道。

六十六把直背椅

《笨拙》雜誌中最著名的漫畫家和插畫家桑伯恩(Edward Linley Sambourne)和妻子瑪麗恩，住過一棟位於倫敦肯辛頓－切爾西皇家自治市斯塔福聯排十八號的房子。他們在一八七〇年代趁著新婚搬了進去，一直住到四十年後去世。保存作為博物館的「史塔福聯排十八號」，是一座陳設齊全的維多利亞舒適殿堂，如今，大部分的東西仍原封不動地放置在以前的位置。瑪麗恩的日記記錄了在這棟房子裡的生活，而且保存了一份內容清單，包含超過了五百五十件的傢俱。至於熱愛藝術和傢俱的丈夫，則花了一輩子來添購家裡的裝載。博物館網站指出，他的添置傾向讓妻子煩躁不已：一家之主常常跑到拍賣會和銷售會，至死方休，「這個習慣為整個屋子增添了越來越多的東西，這讓瑪麗恩很絕望。」

尼可森（Shirley Nicholson）為了寫作《一戶維多利亞時代人家》（*A Victorian Household*）一書，從瑪麗恩的日記中摘出一段細節，內容令我震驚：這家人總共擁有六十六把直背椅。不出所料，其中許多椅子都用在餐廳和客廳，但有十把卻塞進了主臥室，還有十把占據了育兒室。

這在當時顯然並不被認為是一件多麼過份的事。雖然當代人的確批評過桑伯恩家的藝術收藏，但尼可森指出，從當代留下來的多數室內繪畫和照片顯示，當時多數住家也一樣塞滿了傢俱和雜七雜八的藝術品。

在《一窺維多利亞時代住家》（*Inside the Victorian Home*）一書中，歷史學家佛蘭德斯（Judith Flanders）進入了一處典型的布爾喬亞居所，從每間廳室檢視其中的東西和財貨。她描述那個時代的英國住家，東西的數量越來越多，從一八六〇年代開始尤甚，這造成了「物什暴洪」的現象。這本著作裡有一項描述，一下子吸引了我的目光：「這裡有覆蓋東西的物件，也有盛裝東西的物件，還有表現出更多東西的物件。」盛裝東西的物件，預示了這個「容器商店」年代的生活現況。

***

維多利亞時代樹立了一個陳設齊全的住家所應該呈現的樣貌，而且留存至今。那些標準加速了全球資源的流通，而且為各種將資源化為消費品的產業推波助瀾，更不用說那些幫忙刺激消費者胃口的廣告和行銷體系。

雖然我聚焦於維多利亞時代的英國，但西方文化和國家從未獨享過消費主義帶來的各種利弊。歷史學家川特曼（Frank Trentmann）在《爆買帝國》（*Empire of Things*）一書中，詳述了過去半個千禧年裡所演變出極其複雜且橫跨世界的貿易和交換、開採和生產體系。

爆買帝國

身為倫敦大學伯貝克學院歷史學教授的川特曼，在二〇〇二至〇七年間主持了一個聚焦全球的消費文化研究計畫。《爆買帝國》以超過八百頁的篇幅說明消費主義的歷史，遠遠超出那個形塑出我們對擁有物總是不捨得拋棄這種態度的歐美脈絡。文藝復興時期的義大利，曾在服裝和家庭擺設方面經歷過一股炫耀性的消費熱潮。晚明中國也是如此，你可以看到某位新富絲商的妻子戴著鳳簪，那是傳統上只有皇族女性才能使用的飾品。「過度是沒有限度的，明末清初的奢侈揮霍與歐洲的相關記錄，有著驚人的相似之處。」川特曼寫道。

炫耀性的消費存在已久，沒有幾千年也有幾百年，不過這個用語是後來才由社會學家范伯倫（Thorsten Veblen）在一八九九年以極具影響力的著作《有閒階級論》（*The Theory of the Leisure Class*）創造出來。川特曼指出，在十七、十八世紀，英國和荷蘭迎頭趕上，創造出一種新的消費文化，將幾乎所有的東西大幅增量：「物件數量的指數性增長，伴隨著新穎、多樣和可得性的增長，而且又連結到大眾對貨品世界的全面歡迎，以及其對自我、社會秩序和經濟發展的貢獻。」

在十九世紀，這股趨勢不僅發生在英國，也發生在世界上的許多地方。川特曼梳理了歐洲、亞洲、非洲和南北美洲之間發生的複雜交流。貨品和時尚經過流通而得到新的意義，這取決於位置、階級、種族，以及生產者和消費者的相對地位。到了一七七六年，亞當．斯密已經宣告，消費是所有生產的唯一目的——這種態度很可能讓那些在二十世紀後半真正成為公民消費者的人覺得熟悉，但也可能越來越反感。

水晶宮

我發現這種越來越大的全球消費性飢渴，反應在某些態度上，那些態度塑造了我從小到大的消費習慣和心態，進而從根本上影響到我媽對物品的態度——並且害得她最終被這些物品給淹沒。她房裡有——曾經有——一件用深色實木製成的瓷器櫃。如果說有哪一件傢俱會孵蛋，那麼就是它了。這個櫃子從我小時候就放在餐廳裡的固定角落，裝著一堆看似沒用的物品，樣樣都被安置在我想像中那種光線昏暗的維多利亞時代空間。直到我得甩掉它們，我才真正好奇這所有的零零碎碎是從哪來的。

我現在看到的是，一長串家裡的財貨，可以追溯到很久以前和重洋之外，回到維多利亞時代，回到一個在維多利亞女王治下、臻於成熟的重商社會。那個社會將金融和行政頭腦放在倫敦，將跳動的工業心臟放在曼徹斯特和利物浦等大城市，並從廣大的帝國汲取原物料，再把貨品銷售回去。

這麼說吧：有更多人賺到更多的錢，整個社會投入大量的資源，以更好的品質、更快的速度和更大的批量來生產，而又將強大的市場能量集中在都市中心，讓一整個帝國份量的東西得以順利的出售。維多利亞女王掌握了這個體系的擴展，但這個體系在她卸任之後，依然繼續存在。

《如果房子會說話：家居生活如何改變世界》（*If Walls Could Talk*）一書的作者沃斯利（Lucy Worsley）提出了更多的證據，顯示維多利亞時代創造了條件和胃口，給後來明顯超出需求的市場。「維多利亞時代客廳裡容納下的東西，比以往更多。」沃斯利寫道。那些富裕的人希望展示自家工業和自家帝國的碩果，至於一八五一年的大博覽會，則鼓勵每個人把整個世界帶進自家的客廳。桑伯恩家和其他富裕家庭的管家們一定很忙碌。

「大博覽會」的中心擺設是水晶宮，這座筒型拱頂的鋼骨玻璃建築物，空間大到足以容納全世界的製品——堪稱終極的瓷器櫃。歷史學家布里格斯（Asa Briggs）在他風格怪誕的《維多利亞時代物事》（*Victorian Things*）一書中，將水晶宮拆解到它的細部組成，以便讓人感受到那整個東西有多麼的壓迫人。那到底有多大？水晶宮擁有二十九萬三千六百五十五片玻璃板、三百三十根標準化鐵柱和二十四英里的排水系統，是所有展出物中最巨大且最豪奢的，不僅是一座用來容納展品的建築，而且它本身就是個象徵。布里格斯寫道。

渴望擁有的狂熱

水晶宮及其展示的珍奇藝品激勵了維多利亞時代的人——那些擴張的有錢階

級——只要辦得到，就把錢都花在物質的收集——但那稱不上開創出沃斯利所謂「渴望擁有的狂熱」。事實上，那股熱潮在更早的一百五十多年前，就隨著帝國、商業和國內諸體系興起，而在英國爆發了各種貨品的交易量。

「商店和採購，是十七世紀晚期由一群經商為生的都市中產階級所發明出來的概念，而且也反映在一種新型家居空間的成長，」沃斯利寫道。「所謂的『中產階級客廳』充塞著冗餘的物件，全是作為裝飾而非用具，但都很廉價，不算真的美觀。這些堆疊的所有物，被用來穩定物主在世界中的不安穩地位。」

在《爆買帝國》一書中，川特曼將水晶宮看作消費主義背後龐大商業網絡中的節點，而非一座奇異而巨大的珍奇櫃。「大博覽會」以及巴黎世界博覽會，和後來舉辦在許多國家的博覽會，都用一種「模糊文化和商品界限的方式」，來展示全世界的產品。

這種消費性的展示模式延續到十九世紀末和二十世紀上半葉的百貨公司。我媽花了無數個小時在逛羅德與泰勒百貨（Lord & Taylor）和布魯明戴爾百貨（Taylor and Bloomingdale's），那是她的歸宿，也是她的綠洲，讓她可以花錢、放鬆和夢想著她想過的生活——或逃避任何此時此地困擾著她的麻煩。

百貨公司如同之前的博物館，提供一代代像我媽這樣的訪客或消費者一個機遇，去把這個世界看作是一套精心展示於玻璃底下的貨品結集。但是，百貨公司也遞出了機會，讓人把世界上的貨品帶回家。川特曼說，百貨公司是一種有自覺的全球性機構，這在某些方面前所未見，而且結合了其他的全球化力量，包括世界博覽會、輪船、郵政服務和移民。

＊＊＊

那些生長在維多利亞時代的人們，可曾忍不住想要清除掉一些多餘的東西？他們可曾動手大肆清理雜物？我去問了一個挖掘出他們所扔東西的人。

萊森斯（Tom Licence）是英國東英吉利大學中世紀歷史和消費文化教授。他有一項興趣讓我覺得很有意思，那要追溯到他的童年。在他小的時候，他父母送他去維多利亞時代垃圾坑淘瓶子。「垃圾學家」這個時髦卻不太精確的描述，或可概括說明他的工作都在做些什麼。

垃圾探險

萊森斯著有《維多利亞時人扔些什麼》(*What the Victorians Threw Away*)一書，也致力於推動同名的研究專案。他所領頭挖掘的維多利亞時代垃圾場，都已經成為其用戶的時間膠囊，或是他在書中所謂「過往生活情資的私密積累」。「他們的故事必須從地裡挖掘出來，因為日常瑣事很少會出現在歷史書上，」他寫道，「而且全都貢獻於一個更大的故事，那是關於我們的曾祖父母如何在包裝和大量消費這種雙重基礎上，建立了一個拋棄型的社會。透過人們所丟棄的垃圾來看待一個社會，能了解我們的拋棄習慣是如何形成的。」

就他的「囤物源自維多利亞時代論」而言，那聽來讓人充滿希望。「維多利亞時代的人無疑對我們所謂的『雜物』很感興趣，同時也以許多方式清理雜物，」萊森斯告訴我。他證實了許多維多利亞時代的人的確很眷戀他們自己的東西。可見，我早年透過電影影集「傑作劇場」（Masterpiece Theatre）建立了關於「維多利亞式」的意涵等相關印象，並不是太離譜。「比方說，你去看看維多利亞時代勞工階級和下層中產階級客廳的照片，就會看到很多的雜物——壁爐台上堆滿了擺飾，餐具櫃也堆滿了擺飾，」萊森斯說，「我猜他們把那當作是富裕的象徵。之所以擁有這一切，就是為了模仿上流社會的人。那是財富和發達的象徵。」

裝飾物也可以用來表示一件事，那就是，它們的擁有者有財力縱情於娛樂活動，就像有錢可以花在一趟趟的海濱之旅。十九世紀末見證了休閒觀念的興起，人們騰出更多的時間去造訪所謂的旅遊景點，萊森斯說，「休閒的概念，產生了一種類別的物件。」

當時，那些前往雅茅斯或布萊克浦等英格蘭海濱城鎮進行家庭小旅行的觀光客，往往都會帶回紀念品，就像我小時候趁著暑假，全家去北卡羅萊納州的外灘群島，我們在紀念品店除了買上一盒鹽水太妃糖，也會買回迷你燈塔和海洋生物的玻璃飾品。當時就像現在這樣，「大家去海邊度假，然後弄個花瓶回來放在壁爐台上。」萊森斯說道。

萊森斯主持過一些「垃圾探索」計畫，聚焦在海濱度假城鎮大雅茅斯的維多利亞時代傾倒場，當地是英格蘭東海岸的旅遊勝地，坐落在雅爾河口。這裡到現在都還是一個熱門的去處：維多利亞時代的夏季遊客往往讓當地的人口數量直接翻倍，從約五萬人增加到十萬人。那些夏天的訪客支撐了整個紀念品產業，而他們的殘留物則占據了傾倒場。

岸邊記憶

那裡充斥著很多觀光藝品，因為那些垃圾大多是從街道、酒店和海濱清理出來的。遊客留下各式各樣的東西，包括萊森斯所謂的「攜帶式觀光文化物品」（好比說，旅遊刮鬍刷）和種種迎合觀光業的紀念品。

萊森斯和團隊建立了一個線上資料庫，記錄了他們所有的發現物，瀏覽起來太有意思了。一件可追溯到一八九八年的貝殼紅蛋杯碎片，呈現了當時雅茅斯市政廳的樣貌，就印在一片金邊白色橢圓形的畫布上。在前景中，你可以看見海港內的船桅，提醒我們雅茅斯不僅是個海灘城鎮，也是個港口都市。

另外一件來自十九世紀末的紀念杯，細緻描繪了從碼頭望過去的雅茅斯海灘風景：小小人兒遍布沙灘上，有的下水玩樂，有的享受美景。這個杯子向潛在的買家提出了一項隱藏版的承諾：買了它，就能緊緊抓住漫步岸邊的記憶。我認為這些紀念品也應該附上警語：一旦積累了太多的紀念品，你的記憶就會丟失在雜物堆裡。

在雅茅斯發掘出土的殘破拋棄物，還暗示著紀念品業到了十九世紀末，已經變得多麼的全球化，那也是現今「中國製造」消耗性紀念品大軍的預示景象。萊森斯團隊所描述的那些陶瓷杯，多半是來自歐洲北部，而非出自其所被設計來紀念的地方附近。

「好玩的是，這些雅茅斯紀念品是在德國製造的，然後運過北海，送到雅茅斯的海邊出售，」萊森斯說道。「垃圾堆裡也有異國的貝殼，想必是從非洲進口，然後在海邊作為紀念品出售（就像如今貝殼在海濱小店出售一樣）。你還會發現一些殘破的雕塑。」這些實體遺留物提供了更多的證據，顯示那些對維多利亞時人意味著財富、舒適和豐裕的雜物。

如今在雅茅斯或科羅拉的海灘客可能會略過（不管在哪裡製造的）蛋杯，而偏愛飄雪球或冰箱磁鐵。他們也許會決定從海灘上直接抓取一小把沙子帶回家。「其實，維多利亞人也喜歡帶上一小瓶的沙子回家當紀念。」萊森斯說道。

人們只要造訪一個地方，總渴望獲得一些當地可以觸摸的紀念品或回憶物，這是二十一世紀度假者和十九世紀遊客共同的想望。在我的房子裡，對我最珍貴的物品是一件來自克里特島的汽水瓶，裡頭裝滿了礫石，上面蓋著軟木塞，那是我十一歲跟爸爸出遊時裝好帶回家的。（我早就不記得汽水是什麼口味的了。）

這個汽水瓶身浮印著一艘帆船，讓我想起遠方的淺灘，還有古代英雄啟航展開史詩般的冒險。混在礫石裡的是種種記憶，有我和爸爸在海灘上建造的沙堡，也有那個向我示範吹奏的製笛師，還有當時某一天的記憶，那天我們拜訪了牆上有著袒胸女和波浪紋的米諾陶洛斯之家，也就是米諾斯的克諾索斯宮。也許我的內心深處，也是一個維多利亞時人。

時光保存者

英語的Souvenir一詞——衍生自意為「記得」的法語動詞——捕捉到維多利亞時代對物件的態度，那是個沉浸在記憶的年代。有時候紀念品的存在，的確名符其實，可以配得上它所占據的空間。然而，多數的紀念品都隨時間而變得稀鬆平常，失去了記憶保存者的地位，變成壓垮物主的雜物負擔。我很同情維多莉亞時期的管家們，她們一定很沮喪地發現，隨著假期記憶逐漸消逝，那些物件卻仍然擺在壁爐台和層架上堆積灰塵。

此外，當維多利亞時人實驗新的方法，以捕捉記憶中的人物和地點——如攝影——物件仍在某種意義上繼續擔任「記憶保存者」的角色。好比說，我媽瓷器櫃裡一些在我看來詭異的物件——例如一隻裹著沙釉的嬰兒鞋——就根源於一種想保存飛逝時光的古老強大衝動。

萊森斯提到一類與紀念品有關的東西：市集品。之所以有此稱呼，是因為它們經常被作為戰利品從市集上運回家。現在變身為收藏品的這些小小瓷器場景和塑像，看在二十一世紀的人眼裡，就像是將壁爐台堵塞住或邊桌的零碎玩意。我花了點時間在eBay網站上瀏覽，結果找到一小列迷你的小夥子和小姑娘、丈夫和妻子、水果和蔬菜販子，以及被捕捉到彩繪瓷器上的各種動物。從這些東西在eBay上待售品中的比例來判斷，「康塔和波墨」（Conta and Boehme）這家德國公司一定壟斷了十九世紀的市集品市場。

花個十一點九五英鎊（不到二十美元），就能得到一件高帽晚禮服娃娃臉小夥子造型的維多利亞時代火柴擦座，來為你的壁爐台增色。正如賣家所保證的，每座維多利亞時代的壁爐上都有一件——「不然我們要怎麼點蠟燭呢？」

大部分在eBay上出售的瓷雕市集品，都提供了關於愛情和家居生活的註解。名為「婚後十二個月」的瓷器雕塑，描繪了一對夫婦在床上抱著一個寶寶。「快吻我」則呈現一對小夥子和小姑娘正在求愛階段熱衷接吻的樣子。有人會可憐「凌晨一點到家」裡的丈夫，他打算用睡覺結束一夜的歡慶，卻被妻子粗暴的打斷。至於更美滿、更挑情的小雕塑，是一對穿戴睡帽和端莊睡衣的夫婦，坐在床上思考著「我們睡覺先還是愛愛先？」

＊＊＊

你也許會覺得市集品很迷人，但在我看來，那簡直令人毛骨悚然，而非帶來愉快的心情。那種維多利亞時期裝飾品，印證了我對該時代的最差印象。當然，維多利亞時代的人有時也對這些小擺件有著同樣的感覺，而想將它們全部扔進垃圾箱。

萊森斯的挖掘作業披露了一些家戶排清的證據。「偶爾，維多利亞時代的人總愛來個大清空。」他告訴我。每當有人過世或新主人接手一間房子，清空是常有的事。萊森斯特別將這個現象聯結到上層中產階級的住屋，他們有財力去積累瓷器和小擺件，然後再加以拋棄。

家戶大清空

一八九五年，肯德爾牧師（Rev. John Francis Kendall）夫婦和四個孩子搬進了英格蘭諾福克郡亨普斯特德村的牧師寓所。「來到牧師的寓所，沿車道而上，肯德爾一家會碰見一座設置了寬大糞坑的磚造廁所。」萊森斯寫道。不久，牧師寓所的新住戶便決定停用這座廁所，很可能是考量到採用室內管路的可行性，以及糞坑造成的氣味和潛在的健康風險。所以，那裡最後成了一處垃圾堆和傾倒場，裝的不是人體排泄物，而是家家戶戶的丟棄物。

「當新任牧師在一八八五年接管那棟房子，他們顯然清理掉了一大堆東西。一如現在，有些排清場面愉快的多。你可以想像肯德爾夫婦和他們年輕的家人（更不用說僕人們）在新房子忙進忙出，清出空間留給自己的家當。在萊森斯從上述廁所舊址挖掘出的物品裡，至少有八件印有藍色轉印圖案、可追溯到十九世紀初的托盤。「這東西製作於一八〇九年到一八三四年間，出品者為伯斯勒姆（Burslem）的『湯瑪斯與班傑明．戈德溫』（Thomas and Benjamin Godwin），被丟棄時至少已經擁有六十年的歷史，可能是被當作一套舊餐具組的殘餘，或因為太過破爛不適合上桌，而從櫥櫃裡清出。」萊森斯寫道。「或許它們原本潛藏在某個角落，是前任牧師留下來的。」

在肯德爾一家搬進諾福克牧師寓所的十五年後，一位名叫瑪麗（Mary Everett）的寡婦以六十七歲之齡，逝世於六十五英里外、座落在英格蘭海岸的薩福克郡佛肯漢村。瑪麗留下了兩個三十多歲的女兒凱特和艾瑪。落在這兩個幸運兒身上的好事，就是她們得在房產出售前，將家宅給清空。

萊森斯和同事挖掘出一處池塘，被當作瑪麗許多日常物品的最終歸宿。沒有記錄顯示凱特和艾瑪如何看待必須經手母親物品的經驗，但從萊森斯挖掘出來的大雜匯可以看出，兩個女兒的確來了一場大清空。「她們倆似乎清空了母親所有的東西，包括從藥瓶到小擺設，甚至還有一件中國小花瓶。」。

身為獨生子女，我很羨慕凱特和艾瑪在經手母親物品的時候，能有彼此可以依靠。話說回來，每個人對於什麼東西才算是雜物，都有不同的想法，所以至少沒人跟我爭論我所做的丟棄決定。艾瑞特姊妹有沒有為了「什麼是垃圾而什麼是珍寶」爭論個不休？這是個考古學不容易回答的問題。

一個時代的雜物，往往會成為另一個時代的考古記錄。來自佛肯漢池塘的發現物，構成了一批食品儲藏間和藥櫃的必需品：若干容器附有軟木塞，而且裡面還留有東西，包括酸辣醃菜醬；一罐博姿現金藥房（Boots Cash Chemists）販售的乳霜或化妝品，連同蓋子和內容物一起被丟棄。另外，還有一種受歡迎、用於胸口不適的藥方，亦即康格里夫的萬靈油（Congreve's Balsamic elixir），標榜能治咳嗽、百日咳和哮喘。

最後一個東西聽起來像當時的維克斯舒緩薄荷膏（Vicks VapoRub），這類物品往往會被擱置在櫃子深處多年，直到被那個得做清理的人扔進垃圾堆。在騰空我媽衣物櫥櫃的過程中，我扔掉了三、四瓶外用酒精和瀉鹽，以及一家旅館份量的旅行裝洗髮精和潤髮乳。對了，聽說上述池塘裡，還有一個瓶子，是裝了「用於治療馬腹痛和羊腹瀉的『戴伊父子與休伊特』（Day, Son and Hewitt）含氣液」。這使我想起我媽房子裡那一整籃防蚤洗毛精和止癢劑，這些東西全是多年來為了一堆貓貓狗狗而買的，而且從未被丟棄，哪怕那些動物早已死了燒成灰，放進小木盒裡。

在維多利亞時代的家庭中，不再想要的物品，並未全都被倒進了廁所和池塘——遠非如此。我猜整個英國也不會有足夠多的池塘可以容納大量的雜物。與我不同的是，凱特和艾瑪無法把母親的廢棄物運到「好心願」。對於需要甩掉多餘東西的家家戶戶，尤其那些位處都市中心的人家，「好心願」會主動過去他們那裡收拾。維多利亞時代的英國支持著一個街頭尋寶者、拾荒者和小販的網絡，他們收集、交易和轉售各種東西，從破布和骨頭到老舊衣服和傢俱，再到瓶子、廢金屬和煤灰，什麼都收。

二手物街頭小販

談到對這種二手經濟的理解，沒有人比得過梅休（Henry Mayhew）了，這位文字記者最有名的就是他在一八六一至六二年為《晨間紀事報》寫的一系列通訊稿，而後集結成《倫敦勞工與倫敦貧民》（*London Labour and the London Poor*）這本書。在報導中，梅休捕捉到倫敦人所依賴範圍驚人、將物資再利用和改變用途的作法。這整個系統，還處理了許多住在逼仄城區者所產生的巨量廢棄物。

這種「什麼都能再利用」的心態，是出於一種必要性，而非出於某種生態友善或可持續性心態。「倫敦有許多人為了生存，努力從一件毫無價值的所有物中榨得微薄的一餐，在這裡，沒什麼是該被浪費的。」梅休在題為「二手物品的街頭小販」的段落寫道：

許多東西，在鄉村小鎮或許會被身無分文者給一腳踢開，或者任由路人翻撿後，不屑地留給拾荒者的拉車。但這些東西在倫敦都會被當作獎品搶走，那可是值錢的。例如，一頂又皺又破的邦呢軟帽，或者稍微好一點，一頂沒絨毛、沒形狀、沒帽頂也沒帽沿的舊帽子，會在街上被撿起來、小心放進一個裝著類似東西的袋子。去撿東西的人屬於「街頭尋寶者」這類街民。為了引誘寬裕人家出售他們的二手貨，街頭買賣人會拿出造型精巧的瓷器或閃亮的玻璃容器，或者是盛開的吊鐘花或芬芳的天竺葵，來交換「那些垃圾」。又或者，他們本著童話主人翁的精神，以新燈換舊燈。

試想一下，如果經常有人來到你家附近的街道換取或收買你的廢棄物，省去你開車到垃圾場的麻煩，還在交易中給你一點額外的金錢（更不用說一些盛開的吊鐘花或芬芳的天竺葵），當代的城市生活會變成什麼樣子。那是一種更令人滿意、也更以人為本的永續生活願景，遠遠優於大型城市卡車每週一次轟隆隆的開進巷口，把回收箱清空倒進它的肚子裡。因為，以這種方式回收居民不再需要的有用資源，不但靠不住，而且注定失敗。

然而，將維多利亞時代美化為一種永續生活的榜樣，是很危險的一件事。當今世界所面臨的許多環境問題，都根源於工業時代及其對能源和原物料的無饜胃口，無論滿足這些胃口所付出的生態和社會代價有多大。

即便如此，我不禁好奇在今日的都會中心和後工業城市，維多利亞時代倫敦二手經濟的「現代版本」是什麼樣子？我看到有一個可能的答案，就在各種悄悄進入消費者生活中的調適和行為變遷，例如「買在地」運動，和鼓勵購物者攜帶可重複使用的袋子上雜貨店的法規。這些方案都體現了朝向永續生活的真正進展，但對這種拼湊而來的解方，比較容易接納的，往往是那些相對富裕的城市居民。試想，如果人們開始把多餘的東西——現代消費生活的排放物——都當作某種資源，而非某種需要整理、操心、倒給捐贈中心或送去掩埋場的麻煩事物，情況又會如何。

＊＊＊

在亨利．梅休的時代，那些想找二手物品的倫敦人，不用等待街頭小販拉車來到巷道。他可以造訪城市的某個轉售處所——今天我們稱為「節儉商店」，不過這個名詞不足以形容維多利亞時代「破布骨頭」商店的供貨範圍。為了描述二手商場的實況，梅休借助於另一位眼光銳利的都市生活目擊者，也就是作家狄更斯（Charles Dickens）的經驗。他引述狄更斯這位「入微而真誠的觀察者」所談到這些場所出售「眾多不搭嘎」的物品：

各位讀者一定經常注意到某條橫街、某處貧窮鄰里、某家骯髒小店展售著一堆最不尋常和最混雜的老舊破爛物品，那是很容易想像的。光是有

> 人會買，就很令人驚訝了，但想到它們能被拿來再販售出去，更是令人驚愕。在門邊的板子上放著約二十本書——都是散冊，以及同樣數量的酒杯——全是不同的花樣。還有幾個鎖頭、一件裝滿生鏽鑰匙的舊陶罐、兩三件俗麗的煙囪飾品——當然是裂開了的、一件金光陶的遺骸——沒掉半點、一件像大寫O的圓框——原先裝著一面鏡子、一件只差笛身就堪稱完整的長笛、一副捲髮夾和一個火種盒。

狄更斯接著補上一份令人眼花繚亂的傢俱清單，包括「腰疼腿弱」的椅子，以及一大堆不可勝數、各式各樣雜七雜八的物件，包括盔甲和立櫃、破布和骨頭、壁爐圍欄和臨街大門門叩、撥火鐵棒、衣服和床品、門廳燈和房間門。

有些二手商店被稱作「海事商店」，因為它們原本是買賣水手服裝和其他航海裝備的地方。正如狄更斯的清單所示，它們大肆擴展，將之比作當代的節儉商店，實在無法形容其物品的多樣性。

耶誕頌歌和荒涼山莊

對於研究雜物的人來說，狄更斯儼然是一個描述力超強的十九世紀作家。我很喜歡《聖誕頌歌》（*A Christmas Carol*）中的一個場景：史古基在「未來的聖誕幽靈」的陪伴下，驚恐看著一名洗衣婦、一名清潔婦和一名殯葬工拖著一捆捆死人的衣服和床品——都是史古基的，只是他不知道——要去賣給一個名叫喬的海事商店經營者。三個人搜刮了一切可能有價值的東西，從銀湯匙到床簾，甚至是亡者就要穿著下葬的那身衣服。這種行為是很無情沒錯，但也很節儉。即便是在一個重商主義和過剩的時代，也沒有什麼是該被浪費的。

狄更斯後來在寫囤物方面又超越自我，在《荒涼山莊》（*Bleak House*）寫出克魯克先生那極具代表性的「破布舊瓶」店。那原本是一處資訊交換所，結果變成了一個幾乎任何可化為商品之物的墓地。整個十九世紀，報紙、雜誌、大幅印面（broadside）和其他印刷品的爆炸性增長，造成了求紙若渴的現象。那些紙張通常是用破布製造而成，因此破布在二手業和關於克魯克那家店的描述裡，都占據了顯著的地位。店主幾乎什麼都買，不僅是破布和骨頭，還有舊鐵、廢紙、男女服裝，以及更多更多。

在維多利亞時代的城市中，就連剩下的烹飪油脂也有二手市場。以下是梅休談到商場和海事商店之間的差別：「破布舊瓶店和海事商店，在許多情況下，不過是相同營業內容的不同稱號。」他寫道。「主要的區別似乎是這樣：（嚴格意義上的）海事商店店主不碰對破布舊瓶佬來說非常重要的一種交易物，也就是，他們不賣滴落的烤油，以及各種人家不要的脂肪或油脂。」

不過，我在狄更斯小說中最喜歡的二手店，是在《我們共同的朋友》（*Our Mutual Friend*）一書中「接骨師」維納斯先生所經營的那家充斥著各種驚人奇物的店。在維納斯先生那個又小又暗的油膩店鋪裡，充滿了解剖學上的驚奇。這位業主為他惡毒的客人韋格先生一一列舉：

> 我來給您照個亮。我的工作台。我徒弟的台子。老虎鉗。工具。人骨頭，各種各樣的。頭蓋骨，各種各樣的。印度嬰兒標本。與此相同的，非洲

的。瓶裝的現成標本，各種各樣的。你的手搆得到每一件，都是製作精良的標本。那些破破爛爛的都堆在頂上。那上面的大籃子裡都裝著些什麼，我記不大清了。大概是各種人骨頭。貓。拼好的英國嬰兒。狗。鴨子。玻璃眼睛，各種各樣的。晾乾了的鳥。剝下來的晾乾的毛皮，各種各樣的。哎呀！全景就是如此。（引自王智量譯本）

維納斯先生所兜售的各式雜物特別恐怖，至於其他的待售品項，則沒那麼離奇的買家，因為已經找到了銷路。在《維多利亞時代物事》一書中，布里格斯提出一個觀察，讓我認為維多利亞時人會覺得「庭院甩賣」和「克雷格列表」是一種很熟悉、而非陌生的東西。「『買賣交易會』是處理新貨和二手貨的最佳手段，」布里格斯注意到另一個熱門管道，讓維多利亞人為他們不需要的物品找到新家：賣家能以每十個詞一分錢的費用，幫貨品把廣告登在《交換和買賣》（*Exchange and Mart*）雜誌上，這份刊物可以指引人購買、出售或交換任何東西。

當《交換和買賣》小冊上寫著任何東西，意思就真的是「任何東西」。布里格斯舉出某個例子：「我有一隻非常漂亮的捲毛肝色獵犬……我想用來交換任何看起來不錯的客廳裝飾品。歡迎提案。」一位廣告主這麼刊文。

「一八六八年這份刊物剛開始發行時，頁面列出的第一個分類是『小擺飾』，」佛蘭德斯在《一窺維多利亞時代住家》中寫道。「很難想像各種被描述的品項是如何找到它們的匹配者，但從該雜誌的成功來看，的確找得到。」包括數學儀器、郵票、輪程計，羽毛和蕾絲、各種工具和動物──佛蘭德斯並未誇大易手物品的出奇和多樣。太陽底下的每件物品，似乎或早或晚都會登上《交換和買賣》的頁面──就像今天的克雷格列表。《交換和買賣》持續印行，直到二〇〇九年加入雜誌和報紙的數位遷徙，而變成純粹線上的刊物。

＊＊＊

至今，維多利亞時代餘留的添置和展示習慣，都沒有因為網路而有所消減。在我位於華盛頓特區的房子後方，有一組一九二〇年代的舊車庫，如今都已成為儲存單位了。我租了一個來存放從我媽家裡救出來的東西，包括那件長年放在餐廳的瓷器櫃。它是從哪裡來到我媽的房子，我不知道，但那東西卻有種一直都住在那裡的氣勢，就像個永不退休的家僕。

那件樸素而陰鬱的傢俱，在幾十年裡都是一座供奉雜物的聖壇。它的下半部裝著大蓋碗和上菜器皿，全都在關上的門後方等待著某個特殊場合上場，只是，這種機會在幾十年間變得越來越稀少了。在旁邊的一面擱板上，有個銀器盒裝著一批很少使用的餐具：形狀像小爪子的牡蠣叉、帶珍珠母手柄的分魚刀、奶油夾，以及細小尺寸的果醬匙和鹽匙。

這個櫃子處於開放的視野中，上半部的層架儼然是一座小型的家族物件暨收藏品博物館，裡面有些東西可以追溯到我外曾祖父母的時代。玻璃器皿、瓷器小塑像、配上細小匙子的鹽罐，全都在昏暗的層架上爭奪空間。此後，新來貨補進了舊品項間的空位，就像後到者擠進了人群之中。如果我們是古羅馬人，那麼這件立櫃就不會是供奉牡蠣叉和細緻瓷器的聖壇，而可能安置著我們的祖神拉爾（lares），用以保存祖輩的靈魂。事實上，早在我把它清空之前，它就已經像個墓地了。

情感失落

回顧起來，當我還是個孩子時，對我來說，瓷器櫃上所展示最有意思、也最令人費解的物品，不是屬地的紀念品，而是屬人的紀念品。那隻裹上沙釉流傳後世的嬰兒鞋，是今日裝框嬰兒腳印的一九〇〇年古早版本，讓懷舊的爸媽可以一直珍視著，哪怕嬰兒早已長大，換上大鞋了。那可能是我媽或我外婆的東西，不過，這些在展示架贏得一席之地的家族記憶，都已經沒入了世代的川流。

囤物在一定程度上，源於這種情感失落。物件之存續，比它對我們的意義或我們擁有的記憶，以及懷抱著那些記憶的人，更為長久。嬰兒鞋至少保有某種熟悉的要素：這屬於一個對某人來說很重要的孩子。即使我不知道那個孩子的名字，也不知道他和我的關係，但我還是能理解這種新手爸媽想用有形的物件來捕捉喜悅和驕傲的心情。

當我清空了瓷器櫃，我把大部分的東西都寄售到了「好心願」。我放過那件花瓶，因為我認識它一輩子了，也因為它最後插著一些我媽很愛的百花香，但我不記得是誰、又是為了什麼，把這件東西帶進了家裡。再過一代，就連這些物件偶爾還能激起的懷舊之情，也將永遠消失。也許它們作為珍玩的地位，會將它從我孩子那代的無感中拯救出來。也許不會。消費浪潮不斷滾滾而來，帶來需要處理的新東西，這種代換早在那件瓷器櫃被製作出來之前，就是如此了。

第三章　買到送到——從郵購型錄到亞馬遜黃金服務

- 郵購型錄
- 越買越愛國
- 全彩大冊廣告
- 一億個樂高玩具
- 幻想和欲求
- 大盒商店史
- 儀式性放鬆
- 買越多越划算
- 消費信貸美國夢
- 一鍵式購物

當維多利亞時代的英格蘭街頭小販煽動著二手買賣的進行，前英國美洲殖民地也培養出對消費品的欲求和用以滿足的手段。商販走訪各地，將貨品帶到遠離商業中心的小城鎮和偏僻住宅。

但是，芝加哥這座美國中西部城市，卻孵出這麼一個構想，就是避開行旅的中間商，直接把貨品交給全國各地的消費者。哪怕是備貨最齊全的商販的行囊或貨車，郵購型錄所容納的品項，也遠遠超過、並可接觸到新鐵路和擴展中的美國郵務所及的任何地方。在十九世紀末，郵購型錄成為創造並滿足主要都會區之外的新興消費需求的有力工具。

郵購型錄

大部分的功勞（或罵名，端看你如何看待型錄）歸功於沃德（Aaron Montgomery Ward）這位以芝加哥為根據地的行旅推銷員。造訪那些住著許多消費者的偏鄉社區，讓他看到了一個機會：消費者想要比本地商店所能提供的更多樣、更低價的貨品。所以在一八七二年，沃德就編纂出全國第一份郵購型錄。那時，整份目錄只有一頁的篇幅。但是，他也像貝佐斯一樣，懂得抓緊時間來擴展他原創的商業模式。

《芝加哥百科全書》（*Encyclopedia of Chicago*）回顧了這個精彩時刻：一八七五年，沃德加上一條「保證滿意，否則退費」的承諾，至今，他所創造的消費者期望值還活在亞馬遜的黃金服務年代。沃德型錄達成每個新創企業夢寐以求的指數式成長，到了一八七六年，原先的貨品清單已經膨脹到三十二頁了。到了世紀末，目錄清單更塞滿了各種品項，篇幅將近一千頁，讓維多利亞時代的暢銷小說相形見絀。

全彩大冊廣告

我們還要感謝另一位中西部人帶來最有名的型錄，也就是當過鐵路職員的錶商西爾斯（Richard W. Sears）和他的西爾斯－羅巴克「大冊」（Big Book）。

一八六三年出生於明尼蘇達州的西爾斯，在明尼亞波利斯開店，成為一個郵購錶款的供應商。一八八八年，西爾斯開始透過印刷郵件宣傳他的錶款。一八九三年，他把生意遷到芝加哥，並與羅巴克（Alvah C. Roebuck）合夥，將生意擴展為西爾斯－羅巴克聯合公司，而到了隔年，「大冊」誕生了。

這個一八九四年的型錄，包含了縫紉機、運動用品、樂器、馬鞍、火器、輕馬車、自行車、嬰兒車，以及男裝和童裝——範圍之廣讓人想起一百二十年後亞馬遜網路商店無所不包的產品。一八九七年，「大冊」添加了全彩的跨頁，到了一九〇三年，除了整本改為全彩印刷，而且，從理髮椅到籃球，什麼都有，外加數百項的商品和雜貨。

這在各種意義上，都是個龐大的數量。《芝加哥百科全書》描述了郵購浪潮對全國經濟的影響：

到了一九一九年，美國人每年向郵購公司購買價值超過五億美元的貨品（其中約有一半的生意都流向沃德和西爾斯）……特別是那些直到一九二

〇年仍住著美國一半人口的鄉村地區。這些型錄不僅作為行銷工具，還作為學校讀物、年鑑、豐盛與進步的象徵，以及幻想和欲求的對象。

如果說，科技變化促成了創業的願景，那麼，郵購型錄被認為是一個很成功的例子。雖然它讓有用和必要的品項成為全國各地消費者伸手可及的夢想，卻也造就出一個永無止境的消費和欲求循環，在幾十年後，讓我媽和許多人淪陷於此。

幻想和欲求

「幻想和欲求的對象」，可以概括說明我媽對每年送到家裡那幾百份型錄的態度。我不記得小時候曾在屋裡見過西爾斯型錄，但每天的郵件都會帶來一批型錄：「里昂比恩」(L.L. Bean)訴求我媽對實用服裝的北佬愛好；「白花農場」(White Flower Farm)是陳列鬱金香球莖和一切可種植物的園丁夢幻展示櫃；「佛蒙特鄉村雜貨店」(Vermont Country Store)供應老媽最愛的蔓越莓紅羊皮拖鞋；還有哈利大衛(Harry & David)和加內特山(Garnet Hill)和大地盡頭(Lands' End),以及其他一大堆的發行刊物。

老媽會跟我說,她在「里昂比恩」或「東方貿易公司」的最新型錄中看到一些她覺得孩子們會喜歡的東西;或是,亞瑟王麵粉公司有賣迷你甜甜圈烤盤,試試看一定很好玩。(她給我們買了烤盤和預拌粉,而且的確,自己製作迷你甜甜圈很好玩,但那烤盤也許每兩年才用上一次,其他時間只是占用空間罷了。)

不意外的,我從我媽家裡清理出來的紙類堆雜,有很大的一部分是以型錄為大宗的垃圾郵件。你只要登上一份郵寄名單,就會連帶登上好幾十份。沃德和西爾斯所啟發的「型錄即大事」這個觀念,在型錄這種刊物搬到線上很久之後依然存在。我媽很少把她喜歡的型錄拿去回收,除非她找到時間坐下來逐一翻看過。

自從「大冊」進入全盛期所造成的改變,是消費者可以花更多的時間在目錄上,以及,有更多的方式獲得他們所需和所想的東西。事實上,永遠不會有足夠的時間讓每個人可以瀏覽完所有的型錄,更不用說買了東西之後、後續推銷的一大堆電郵了。然而，在說起來不那麼穩定的現代美國生活中，人們完全可以指望型錄會一直穩定的寄到家裡來。郵寄名單孳生出更多的郵件名單，而如果用戶想退出名單，就需要超人般的努力。

我媽的垃圾郵件如今落到了我的身上。我申請我所知的一切退訂服務，而且每週都打電話給免付費電話服務，客氣或嚴厲地要求要退出郵寄名單，不過，郵件還是一直寄來。在這個預設將每個人都加入郵寄名單的商業體系中，消費者必須花費極大的功夫，才能夠退訂。相反的，讓一切越堆越高，絕對簡單得多。

你也許以為數位時代的來臨消滅了紙本型錄——並沒有。根據美國郵政統計，行銷郵件的數量在過去幾年只是短少一些，從二〇一五年的八百億件掉到二〇一九年的七百五十七億件，但那仍代表好多好多塞進信箱的型錄、傳單和其他行銷廣告。

二〇一七年，根據《洛杉磯時報》的報導，紙本型錄雖然數量縮減，卻經歷了一場復興。「消費者近來收到的型錄越來越少，相較於二〇〇七年的一百九十六億份高峰，到了二〇一六年，只剩九十八億份。」記者懷特（Ronald D. White）報導，「但他們對這些目錄，卻投注了比以過往更多的目光。」數據與行銷協會（Data & Marketing Association）的代表告訴懷特，在二〇一六年，消費者對型錄的反應比前年上升了百分之二十三。此處的「反應」，是指被型錄所激發的購買行為。

儀式性放鬆

如果指數上揚看似奇怪，尤其是當世界走向數位之際，那麼，你不妨想想印刷型錄這樣的有形物件所能帶來的安適因素；再加上那些光亮頁面所展示出來的消費者幻想。對我媽來說，型錄代表了一種讓人渴望的美好生活，充滿了必需品和裝飾音，還有「佛蒙特鄉村雜貨店」的舒適羊皮拖鞋，以及要給孫兒的「大地盡頭」實用禮品。

囤積這種行為，不僅來自於猶豫不決，也來自於對物質的渴求；而那正是型錄可以滿足和供給的。「一種儀式性的放鬆」是人類學家伊麗莎白・錢（Elizabeth Chin）對瀏覽型錄成癮的描述。在《東西與我的生活》（*My Life With Things*）一書中，這位媒體設計教授說，她喜歡沉浸在這些光鮮頁面中所營造出來的白日夢：「我幾乎什麼都沒買，但我可以花幾個鐘頭翻閱一本型錄，甚至填寫表格，玩一個假裝購買和擁有的遊戲。」

＊＊＊

人們對型錄的依戀，或許沒有什麼大不了，卻讓人想起沃德和西爾斯在十九世紀末的實驗大成功，為美國的消費主義搭建了舞台。

歷史學家史特拉瑟（Susan Strasser）率先展開對美國廢棄物和垃圾演變史的研究。她於一九九九年的著作《廢棄與需缺》（*Waste and Want*）在出版超過二十年後，依舊是該領域的代表作。在跟我的訪談中，史特拉瑟把一八八〇年代到一九二〇年代的幾十年間，描述為「物事史」上的分水嶺。她說，「一八八〇年的世界看起來，完全不同於一九二〇年的世界。」

她解釋了現今為人熟悉的消費品是如何在幾十年內，從聞所未聞的新玩意，變成了眾所想望的對象。「在一八八〇年，沒有人擁有手電筒、唱片機或汽車，但到了一九二〇年，無數的消費品雖然不是人人都有，卻人人皆知。這是一種徹底的變化。」再過幾十年，那些想望就成了數以百萬計二戰後美國人的現實。

手段、欲求和機會結合起來，將消費推向了新的高度：工業化和大規模生產更快、更多的東西給更多的人，煽動了消費循環。沃德和西爾斯在創造和滿足消費者需求的大規模郵購實驗之所以成功，少不了中西部和其他工業中心貨品製造方式的變革。如同型錄，跨洲的鐵路網和郵政系統的擴展，同樣快速將貨品交到全國各地的買家手上。

消費信貸美國夢

遞送系統的擴展，為某些群體帶來了重大的社會利益。史特拉瑟提到，當時有很多美國人被種族歧視或所在地給隔絕在消費市場之外。舉例來說，「不會上商店買東西的南方黑人，就可以靠打電話訂購物品。住在鄉下地方也可以。」郵購型錄讓那些消費者得到需要和想要的產品，而那只是個開端。到了一九二〇年，無線電廣播被發明出來，眾家公司開始透過無線電波瞄準消費者，而非只能依靠郵件。插圖雜誌開始為幾十年前不存在的產品登載彩色的廣告。

消費信貸的出現，讓家家戶戶可以添置他們無法一次付清的商品。正如記者史密斯（Stephen Smith）在一篇關於「美國夢與消費信貸」的全國公共電台專文中所指出的，美國人早已熟悉可以追溯到內戰時期的分期付款方案。而且，當時有很多新的東西可買，「到了二十世紀初，越來越有效率的美國工廠濫造出更多便宜的產品，像洗衣機、冰箱、留聲機和收音機，其中多半可以分期付款。」

我祖父母和曾祖父母成長於一八八〇至一九二〇年的消費主義大熔爐時代。在市場生產者和多樣化的廣告媒體刺激下，他們發展出一種消費者認同，而那種認同感，又被我媽提升到另一個層次。我媽出生於一九三八年，當時世界正走向戰爭，而戰爭結束在一九四五年九月二日，就在她七歲生日的前幾天。

二戰的終結，釋出了金錢和物資，餵飽和平時期美國中產階級對美好生活的胃口，包括新車、郊區房子、可以放進房裡新電器和新傢俱。在我媽成長到十幾歲時，戰後的繁榮時代進入了高潮。美國人被灌輸一個觀念：經過多年的大蕭條和戰爭洗禮，把錢花在消費品上，既非自私也不荒唐，而是一種徹底的愛國主義。

這造成了第二波的消費者欲求，記者桑伯恩在〈美國的堆雜問題〉（America's Clutter Problem）這篇於二〇一五年刊在《時代》雜誌的專論中描述：

> 電視閃光照進美國家家戶戶，廣告人和行銷人發明了各種巧妙和潛意識的方式，來打動消費者。通用汽車公司發現，如果每年開發一種新的車款，就能促使人們進行原本不會進行的升級。此後，「計畫性汰舊」的觀念變得流行起來。同時經濟學家也意識到，消費對於擴張中的國家來說，至關重要。

於是，愛國就意味著買東西。「要確保和平時期的繁榮，需要製造新的產品，然後賣到市場。」歷史學家科恩（Lizabeth Cohen）在二〇〇四年《消費者研究學報》（*Journal of Consumer Research*）寫道。「各路經濟利益和玩家都贊同一件事，那就是，大眾消費攸關於從戰爭到和平的成功轉換。」

被訓練成儉省度日和購買戰爭債券的美國人，就這樣被誘哄著重回消費主義的懷抱，其中的秘訣，就是要讓他們感知到更大的幸福。科恩的觀察觸及了我媽在戰後歲月的購物狂熱：「戰爭過後，無論望向何方，都會發現一種戰後美國的願景，亦即最能服務公益的，不是儉約，更不是節制，而是個人在繁榮的大眾消費市場中追求私人欲望。當時普遍認為，私人消費和公共利益是息息相關的。」

越買越愛國

一九五五年，我媽滿十七歲那年，有位名叫雷波（Victor Lebow）的行銷顧問兼經濟學家在《零售學報》（*Journal of Retailing*）發表了一篇題為〈一九五五年的價格競爭〉的文章。儘管這個標題並不吸引人，但這個意涵卻精彩重現於美國消費主義史的對話之中，這主要是關於美國經濟成功如何連結到仰賴購物的描述：

我們極具生產力的經濟，要求我們把消費變成一種生活方式，要求我們把貨品的購買和使用，轉化為一種儀式，要求我們在消費中尋求精神和自我的滿足。如今，我們可以在消費型態中獲得社會地位、社會接納和聲望。

雷波經常被視為戰後美國「超消費」的理論家。在《東西的故事》（*The Story of Stuff*）這部關於「物質經濟」的短片裡，行動家雷納德（Annie Leonard）就談到，雷波清楚提出的解方，已經成為整個體系的準則。不過，當我讀完雷波的文章，並仔細讀過那段惡名昭彰的引文，我便將其解讀為「診斷性」更甚於規範性，而且隱隱然產生不贊同的感覺。但無論如何，雷波的看法都是很有見地的。

公共價值和包含了追求利潤在內的私人欲求，這兩者的混合隨著二十世紀的到來，而變得更加混亂。在此期間，美國的新房屋開始變大，這意味著有更多的空間需要填滿。「從一九七〇年代到二〇一〇年代，新住家的人均平方呎數幾乎翻倍。」平斯克（Joe Pinsker）在二〇一九年《大西洋》雜誌的文章中這般指出。他檢視美國的房子為何大於全世界的其他地方，而這種趨勢也助長了囤物問題，因為房子越大，能塞東西的空間就越多。

到了二〇〇〇年代初期，美國超消費的社會和家庭代價顯現在全國的住家和車庫。在《二十一世紀住家生活》（*Life at Home in the Twenty-First Century*）一書中，一群人類學家記錄了在二〇〇一至二〇〇五年對洛杉磯家庭的起居空間進行民族誌研究所發現的巨量物品。「從來沒有哪個社會積累過這麼多的個人所有物。」

這個研究聚焦於雙薪育兒配對，並包含了來自不同所得、鄰里社區和族群家庭的抽樣調查。在研究人員評估的第一個家庭，他們發現，光是兩間臥室和客廳，就有兩千兩百六十件可見物品——這僅僅是在一個相對小的九百八十平方英尺的房子裡。這種所有物的密度在調查案例中一再出現，「難怪被採樣的洛杉磯房屋（平均居住面積為一千七百五十平方英尺）都感覺塞滿了東西，而且非常雜亂。」研究人員指出。

其實，塞滿了東西的住民們，自己也感覺到了，就如他們在自述中所透露，這歸結到書中一個令人熟悉的論點：「很多人都發現，這些積累的東西一旦要整理和清潔起來，是非常累人的事。」

＊＊＊

我不是個民族誌學者，但從我見到的一切看來，類似的淹沒感在近二十年之後，依然存在於美國的住家。自從那些洛杉磯人在本世紀初打開家門以來，各種造成淹沒感的力量甚至增強了。愛一個人，就是要供應他食、衣、住——所有有形的照顧形式。隨著資本主義機器在二十世紀下半葉不斷嘎嘎作響，對消費觀念的強調與日俱增。

伊莉莎白．錢在《東西與我的生活》一書中指出，消費者很早就被訓練成馬克思主義意義上的「商品拜物教徒」：從他們聽到的第一聲「親愛的」開始，在嬰幼兒時期，就被教導要把物品看作是情緒穩定的來源。「第一件填充玩具的儀式性贈與，也是訓練個人將信任寄託於物（而非人）的第一步。這真的是種奇怪的做法。」

是嗎？這些絨毛朋友（在最初的購買或贈與後）以不涉及商業的方式，住在孩子們的想像宇宙。我孩子們最喜愛的填充玩具——鴨嘴獸潘妮洛普和巴佛斯熊——經歷過許多冒險，而且啟發了我們家某些經久不衰的笑話和歌曲。如今，我仍然把兒時的貓頭鷹玩偶放在衣櫃上面，哪怕經過五十年，它已經破爛到不像隻貓頭鷹了。

不過，伊莉莎白．錢說對了，美國主流中產階級文化鼓勵孩子從小就將情感投入於物品之中，這種事甚至從嬰兒出生前就開始了：準爸媽會為即將到來的新生兒累積衣服和用具，視他們的經濟能力，花上時間和金錢，為兒女佈置育兒室。雖然富裕的曼哈頓人和我們一般普通百姓沒有什麼共同之處，但從他們願意在育兒室陳設上的花費，可以看出那些被強加於美國家庭的高端想望。

二〇一九年，一名在莫瑞丘（Murray Hill）的室內設計師向《紐約郵報》透露，她的客戶願意花上一萬到十萬美元——對，你沒看錯——在育兒室的佈置上。另一位三州地區的設計師則說，她的客戶會花上八千到一萬美元來打造一間育兒室。「老實說，我覺得那真的是為了要PO上社交媒體炫耀。」她對《郵報》記者說。

雖然這些奢華的嬰兒房未必是囤物的溫床——如果你有本錢砸個一萬美元在育兒室的佈置，你大可以付錢讓人來維持整潔——但給自家孩子配備最新物品的欲求，會延伸到社會經濟光譜的下端。在我的人生中，我發現那些推銷給孩子和家長的產品之多樣性，為美國家庭的囤物問題打下了基礎。「美國的兒童只占了全世界兒童人口的百分之三點一，但美國的家庭在全球所購買的玩具量，卻佔了超過百分之四十。」桑伯恩在《時代》雜誌的專論中寫道。

一億個樂高玩具

我在早年的育兒歲月中，花了很多時間對付遊戲室的囤物，這根源於戰後的塑膠繁榮年代。馬鈴薯先生（Mr. Potato）最早出現於一九五二年。樂高推出他們的招牌磚塊產品，是在一九五八年。到了六十年之後的二〇一八年，樂高已經賣出七百億個「元件」（element）。（有位企業公關人員告訴我，「元件」，就是樂高所生產的每一種零件，不只是磚塊，還有如輪胎等其他的組件；創建一個迷你人型樂高，需要九到十個元件。）二〇一八年，樂高位於丹麥比隆的旗艦工廠，每天生產約一億個元件。

我數不清在幾年前，在我兒子最瘋迷樂高的時期，有多少個元件四散分布在我們家的遊戲室。我兒子所組裝過最宏偉的套組「千年鷹」模型，就包含了一千三百二十九個零件。再加上這幾年來親友大方送他的數十個套組，我們很可能談的是一萬個塑膠塊，也許更多——而那不過是一個家庭的存量。

我兒子很愛玩樂高，而且他花在組裝的時間也不算浪費。他會滿足於擁有一整個鞋盒的樂高嗎？非常可能。但是，新鮮的刺激感——聚焦於「千年鷹」之類套組，又被朋友的添置和每個月寄來的樂高雜誌給強化——的確使得他的收藏繼續擴大，直到情況失控。我白白浪費了太多時間，試著用一套標示著「迷你人型」、「小磚塊」等塑膠鞋盒，來整理和控制這些可怕的堆雜。

在不遠的將來，遊戲室裡的樂高陷阱可能會減少。二〇一九年秋季，樂高公司宣布一項回收計畫。消費者可以將舊的樂高送回公司，他們會先清潔，再透過「為美國而教」（Teach for America）和一些「男孩女孩俱樂部」（Boys & Girls Club）來重新分送這些產品。樂高的環境責任副總裁說明，此舉是在回應客戶的要求。他也認為拯救地球和把自己從囤物中解放出來，應該要並行不悖。

***

我出生的一九六〇年代，在美國迎來了另一場消費革命，那就是大盒商店（量販商店）的崛起。這些店舖裡頭全是折扣品，讓人瘋搶，然後運到越裝越滿的美國家庭。在一九八〇年代讀大學的我，還記得連鎖量販店紛紛進駐的那些購物中心，是如何沿著連接華盛頓特區周圍郊區的主幹道不斷蔓延開來。同樣的現象，在二十世紀末也發生於全國各地，難怪我媽好像在戰後的美國消費空間裡，才顯得最為自在、最為自然。在那裡，她也受害於科恩在《消費者共和國》（*Consumers' Republic*）一書中所描述的美國生活的轉變：購物中心的崛起。書中說，社區生活的中心，竟是一個獻給大眾消費的場所。

大盒商店史

哈佛大學的蕭文斯坦媒體、政治與公共政策中心有一份二〇一五年的研究，將一九六二年稱為「美國大盒商店史元年」；第一家沃爾瑪、塔吉特和凱馬特，都在那一年開店。這些商店致力於以更便宜的價格推動更多的產品，鼓勵消費者買下更多的東西——多於他們所需要的。想貪便宜的慾望，一直都是美國消費者經濟DNA的一部分，但過去半個世紀的行銷作為，已經把那種慾望化為一種搾乾錢包並充塞著起居空間的缺陷。

如果你能用一盒迴紋針的價錢買到十盒迴紋針，你很容易先想到你可以撿到的便宜。到了後來，當你把那些盒子塞進抽屜，才會意識到你根本不需要、或沒有空間存放。我有一份語音備忘錄，是我在某個夏天午後用手機錄下的。當時我就坐在我媽的書桌前，仔細觀察她居家辦公室裡的東西，納悶該對這一切如何是好。這個房間勉強擺下一個高高的檔案櫃、一張L形桌和一套鐵絲層架，但是整個空間裝著許多雜七雜八的東西，正如我語氣絕望的錄音所捕捉的：

數以百計的原子筆和鉛筆，有一些放在桌上的六個不同容器裡，另一些塞在各個抽屜。幾十枝黑色奇異筆。我孩子們的舊照片。各種大小樣式的利貼便條。幾把小螺絲起子，一把古梳子。更多的小螺絲起子。舊藥丸。各家商店的熟客卡。我無法辨識的詭異雜亂廢物。一顆大彈珠。一卷藍線。波比髮夾、安全別針。更多詭異的廢物。鑰匙圈，多年沒有生意往來的人的名片。紐約市地鐵代幣。某種金幣。一件迷你艾倫扳手器具。S型鉤。鋼筆卡式墨水管。行李箱小鎖。早就不在的寵物狂犬病吊牌——那些寵物的骨灰就在附近層架上的盒子裡。螺絲、安全別針、迴紋針、更多迴紋針，更多迴紋針。襟章。一副十字架（這出人意外。）至少五十張別人寄來的回郵地址標籤，寄送方包括她所支持的每家慈善機構，還有許多她沒有支持的。印有商業標誌的文具。一箱箱文件夾。橡皮擦。開瓶器。平滑的卵石。一件指甲挫。橡皮筋。更多的襟章。更多的行李箱鎖。一

個抽屜份的舊計算機和掛圖鉤——噢，天啊，我不曉得這裡還有些什麼。

翻查所有的筆，一枝一枝試看看是否沒水，真是意外地令人舒心。那些能用的被我裝進了盒子，然後連同所有的奇異筆、便利貼、文件夾和迴紋針，一起送到收容所。將所有東西從留滯已久的幽域放出來重新投入流通，讓它們再次變得有用，令人感覺良好。清理雜物並不總意味著丟棄，而可以是回歸物件原始用途的一種方式。

不管我媽的動機為何——無論是苦於慢性整理無能或初期失智症，還是各種因素合起來讓她添置並抓緊那些她用不完的東西——她都受害於一個讓人太容易買到超過所需物質的體系。整打比較便宜，理論上大批購買可以省錢，或許吧，但付出的代價可不僅止於金錢。一個人需要囤積數以千計的迴紋針嗎？一家小企業每天、每週或每個月會用到多少迴紋針、橡皮筋或釘書針？我有一盒釘書針，用了幾年都用不完，哪怕身兼作者和編輯的我有很多理由去裝釘文件。

有個誘人的想法是，如果你需要幾枝筆，聰明的做法就是去買一盒裡面有十枝、二十枝或五十枝的筆，以備不時之需，哪怕你不是買給一家員工眾多又會打劫辦公用品櫃的公司。在撰寫本章節的時候，我瀏覽了「史泰博」網站，查看書寫用具的優惠方案。我發現，我能用六點四九美元的低價，買到一盒六十入的鋼珠筆，而且保證一小時之內店取。如果我不想開車外出，也可以讓人隔天就送到我家。（我的確不想開車外出，但我也不需要六十支筆啊。）

買越多越划算

從過度消費和囤物的角度來看，二十世紀中後期、也就是我媽的黃金消費歲月，蓬勃發展的量販店在二十一世紀的第二個十年陷入了困境，這或許是件好事。許多曾經的青少年和他們父母常去朝聖的商城，那時都已經老化過時，有些進駐其中的大型連鎖店也已經關店或縮減實體店面。「零售末日」（retail apocalypse）一詞就是描述這種常見連鎖店關門的現象。

但事實證明，過度消費的習慣一旦建立，便不會像一九八〇年代的商城建築那樣的逐漸劣化。大型零售連鎖店創造出來的「買多划算」心態，也遷移到了線上。正如《華盛頓郵報》有一篇關於是什麼驅動了零售末日的報導所述，二〇一八年，美國家戶平均在網路上花掉五千兩百美元，比五年前增加了近百分之五十。

美國商務部近來的數據，也讓人注意到購物習慣的變遷。商業雜誌《網路零售商》（*Internet Retailer*）在二〇一九年的報導，推斷電商占了二〇一八年零售總額超過百分之十四，高於二〇一六年的百分之十一點八。如果這聽起來沒什麼，那麼依據該雜誌的觀察，電商的銷售額占了所有零售成長的一半以上。換言之，購物者越來越不在塔吉特或其他的量販店買東西，現在都靠著在網路上用滑鼠點擊幾下，就能將東西弄到手。

在線上，不只買家在尋找產品，產品也在尋找潛在的買家。多虧了那些追蹤關鍵字搜尋和瀏覽歷史的演算法，當網路使用者逛過一個個網站、一個個平台，定向廣告就會彈跳出來。二〇一九年十二月，媒體研究教授兼作家維迪亞那桑（Siva Vaidhyanathan）在《石板》雜誌的文章中指出，這張由數據驅動的定向廣告網已經圍繞著消費者編織了近二十年，從谷歌想出如何將簡單的廣告掛鉤到關鍵字的搜索，那一刻就開始了。

除非你安裝了好用的阻擋廣告程式，否則就連瀏覽一下鞋子或泳衣或任何消費品，都會讓你一上臉書或你最愛的新聞網站，就會看到那些品項的廣告。有時那些廣告會鬧出笑話，或依據錯誤的假設（演算法會反映設計師的偏見）來呈現頁面，但最終效果是讓買東西這件事變得難以抗拒。

一鍵式購物

舉個例子，亞馬遜網站的「一鍵式購物」，就讓人太容易去滿足想要更多東西的慾望。我家的訂單記錄就反映了這件事，我們在過去一年裡，訂購了幾十件商品（應該是幾百件），包括防曬乳、成人紙尿褲、動漫假髮、吸濕排汗T恤、電腦組件、狗狗造型門底擋風條、神經貓的鎮靜零食、照亮電子琴的夾燈，以及三島由紀夫小說《午後曳航》。那全都是在COVID-19大流行之前買下的東西，而這場大流行又激發了更多的線上購買。

在沃德和西爾斯以郵購型錄建立起來的那種傳統，在數位時代迎來了續篇，亞馬遜在過去四分之一個世紀以來，一直都在構建這種買多模式，同時訓練消費者的期望值。貝佐斯和妻子麥肯琪在一九九四年以一個車庫為總部，創立了線上書商公司，不過賣書只是個開始。二〇〇五年，亞馬遜推出「亞馬遜黃金服務」（Amazon Prime），目標就如記者史東（Brad Stone）在他那部書名開門見山的著作所言，是要創造一個「什麼都賣的商店」。無論你怎麼看待亞馬遜的勞動和經營，無論你的黃金會員資格確實多麼有用和划算（省錢！串流！全食折扣！）都請停下來想想，「什麼都賣商店」，就是要你什麼都買。

亞馬遜黃金會員──根據亞馬遜二〇一九年第四季的營收報告，截至二〇二〇年一月，全球有超過一點五億名的消費者──被「到貨快速」的服務給寵壞了。今天買，明天就可以享受，不用麻煩出門。把我所屬的中產階級的採購量乘以千百萬，結果就是有如洪水般的貨品從倉庫湧向飛機和卡車，流到送貨員手中，然後進入各位的起居空間。貝佐斯告訴股東，二〇一七年亞馬遜透過黃金服務，出貨了超過五十億件商品。

五十億件商品。即使有許多線上訂購都在我們的生活中發揮了有用和必要的功能，但也有許多並沒有。很多東西只來得及在你的新鮮感消失之前用過幾次，然後就被扔進了抽屜或櫥櫃。迎接明日的囤積吧！

讓這些囤積雪上加霜的，是它們的包裝。正如二〇一九年《華盛頓郵報》一篇關於亞馬遜改用輕量塑膠郵袋的文章所述，亞馬遜的快遞模式，造成了大量遺留的包裝廢棄物。雖然輕量郵袋占據了較小的空間，而且運送成本低，但也難以回收，增加了生態堆雜的風險。「作為二〇一八年半數電商交易背後的平台——根據市調機構『電子行銷人』（eMarketer）的調查——亞馬遜是這種廢棄物迄今為止最大的發送方和生產方，同時也是個潮流開創者，這意味著，如果他們改用塑膠郵袋，很可能標誌著整個業界的轉變。」

事情並不是到郵袋為止。獨立記者阿特金（Emily Atkin）深入追查亞馬遜擴展到旗下高檔雜貨連鎖店「全食超市」的宅配，造成了怎樣的生態影響。這些商店所用於配送的銀色保冰袋，就像其他產品的郵袋一樣，都是不能回收的。更糟的是，那些保冰袋也不是以回收材料製成，這表示它們吃掉了更多的原生資源。

把這種作法套用到其他生產占據美國(及大部分已開發世界)住家的貨品的製造業。阿特金引用二〇〇九年美國環保局關於碳排放的研究，他發現，美國人採辦、生產、遞送和處置貨品和服務的方式，造成全國溫室氣體排放將近一半的數量。

然而，一而再、再而三地，批評焦點都落在個別的消費者身上，讓他們羞恥於無法做好回收，或羞恥於買得太多而被東西給淹沒。我認為，許多恥辱理應歸咎於那些製造公司，是它們維繫了這個讓消費者身陷其中的體系。誰來把我們從我們的所有物中拯救出來？

第四章　物有其位——對抗失序的無盡戰爭

- 整理大師的建議
- 管家婆交響曲
- 物歸其位的哲學
- 藝術工藝運動
- 禁止小擺件
- 讓住宅成為家
- 怦然心動整理法
- 去雜物暗黑史
- 故事和記憶
- 愛書人的怒吼
- 瑞典式大限清理
- 世代性的過度儀式

有好多年，我媽都在抱怨她的東西大多，即便那些東西仍然在她的周圍越堆越高。正如現代囤物的根源可以追溯到幾個世紀之前，那些有關於希望過上有序生活的渴望，也一樣。

準備好出手相助（而且夢想著靠別人的雜亂大賺一筆）的專家不乏其人。如今的「整理大師」擁有更多的平台可以兜售他們的建議：入門書、電子報、電視和廣播、播客、線上課程、臉書群組等。如同他們想要幫忙打破的囤積，今日大受歡迎的「去雜物指導手冊」，也源於一個可以追溯到人類早年的悠久傳統。

整理大師的建議

正如人類學家道格拉斯（Mary Douglas）在一九六六年的經典著作《潔淨與危險》（*Purity and Danger*）中所探討的，「秩序創造了和諧，並標誌著一種德性生活」的這種觀念，可以追溯到最早的人類文明。

對髒污和失序的具體定義和詮釋，因文化而異，但按照道格拉斯的解讀，將失序與不道德或不潔淨扯上關連，是一種近乎普世的人類體驗。依附在囤積症的羞恥和污名，讓這種古老的關聯一直延續下去。對於那些供奉財貨及精神實踐的工業經濟體來說，囤積，就表示有人未能以「正確的」方式生活。

為了理解囤積為何會造成這麼多的騷動——不過是些東西而已，對吧？我發現道格拉斯的觀察很有用：「如果我們能從髒污的概念中抽出致病性和衛生，剩下的就是髒污，也就是『不在其位之物』的舊定義。這是一種非常具有暗示性的取向，意味著兩個條件：一套有序關係，以及對秩序的違反。髒污從來都不是一個獨特孤立的事件，哪裡有髒污，那裡就有系統。」囤積擾亂了我們，也涉及讓事情脫序的那種錯亂。心智失序，生活也跟著失序。

＊＊＊

對於像我媽這樣無論出於什麼理由，就是達不到物質平衡的人，生活在資本主義中的風險非常高——太高了。他們被化約到他們的那些物品當中，而且因為無法管理消費社會不斷扔向他們的東西，而遭到羞辱。

在二〇一九年出版的《瑪門的魅惑》（*The Enchantments of Mammon*）一書中，歷史學家麥卡拉赫（Eugene McCarraher）展示了資本主義如何提供我們對待人們的聖禮的一種戲仿或歪曲。麥卡拉赫從明顯帶有宗教性質的觀點出發，匯集了可觀的證據，來顯示這種資本主義的侍祭，如何長期以來催促著我們用物品來替代美好的生活。

我一直好奇於那種和（爆發於美國內外的）極簡主義攜手並進、對「精神淨化」的渴望。現今的極簡主義把追求少物變成某種近乎宗教的東西，心靈大師說：「夠活就好，別人才能活」。這些傳承於世世代代的古老格言中留存著節儉和秩序的本質，以及正確生活的意義。此外還有：「不廢棄則不需缺」「用光、穿破、湊合著過、或沒有也行。」「物有其所，物歸其所」等，就連電影《鬥陣俱樂部》裡的名言，也可能萃取自十九世紀家務手冊的智慧：「你所擁有的東西，到頭來擁有了你。」

管家婆交響曲

至少在家居的領域，這種和物品的冤家關係，長久以來都被聯繫到婦女的身上。〈管家婆交響曲〉（*A Housekeeper's Symphony*）一詩被認為是作家戴維斯（Fanny Waugh Davis）的作品，發表於一九〇七年的《好管家》（*Good Housekeeping*）雜誌，內容羅列了所有落在家庭主婦身上的任務和責任。「總放在手邊的一千件小事」有如一首雜務交響曲。這首詩作戲談與作者同住的家人「吃飯總是遲到」的試煉。然後，詩句繞回到婦女維持秩序的責任：「女人們要試著保持零碎物品歸位，要知道，一切東西各有其位，必須各安其位。」

許多現代女性都理解這種感覺。當然，隨著性別角色和認同的開放，情況也許已經有所改變。不過，如果你是個成年女性，那麼無論你自認是千禧世代或X世代或嬰兒潮世代，很可能你從小就被教育這麼一個觀念：面對混亂，你遲早得負責撥亂反正。

儘管女性在職場取得了種種進展，但女人仍然做著不成比例的家務，也更可能在辦公室裡擔任清掃工作。「即便到了二〇一九年，髒亂的男人仍然被放過一馬，而髒亂的女人卻不可饒恕。」《紐約時報》的一篇文章說道：「幾項近年來發表的研究，證實了許多女人憑直覺就知道的事：家務仍然被認為是女人的差事，對於那些和男人同住的女人，更是如此。」該報導舉出美國勞工部的統計數據：女人平均一天花二點三個小時在家務上，而男性則只花了一點四個小時。奮鬥還在繼續。

傳統上的壓迫，以及婦女應該讓家庭交響曲繼續嗡嗡奏鳴的期望，除了帶來了負擔，也創造了商機。儘管被擋在專業領域之外，但工業時代的婦女找到了有利可圖的路子，把自己打造為一個家務專家。面對管理家務的壓力，以及出現越來越多可以布置家裡的東西，維多利亞時代的人求助於一幫建言高手，他們滿足了讀者對於家政書的好胃口。今天的「整理類」暢銷書作家，都要感謝早期那些指導手冊的作者，是這些人讓一個越來越物質化的世界運作順暢。

物歸其位的哲學

這些家居開拓者中的佼佼者之一，就是伊莎貝拉．比頓（Isabella Beeton）。這位年輕的文字記者嫁給了倫敦圖書雜誌的出版商山姆．比頓。她在她的本行苦幹實幹，卻英年早逝，在一八六五年以二十八歲之齡死於產後感染。但是，在她相對短暫的人生中，她生下了四個孩子，而且從事一份記者和編輯的全時工作。

比頓夫人很可能並未發明「物有其位，物歸其位」這句話，因為這句話在幾個世紀以來早已出現各種變體，但她總讓人聯想到這個觀點。她的最高成就，是編撰了一部教人如何持家的賣座大書，貢獻比得上瑪莎．史都華（Martha Stewart）或近藤麻理惠所開發的手冊。《比頓夫人家管書》（*Mrs. Beeton's Book of Household Management*）收錄了各種料理做法和維持家居生活有序的建議，這本書在一八六一年甫出版，就在英國賣出了超過六萬本。到了一八六八年，該書已經賣出兩百萬本。

比頓夫人的建議，在社會各個階層找到了廣大的受眾。在一篇關於《比頓夫人傳記》的評論中，文化歷史學家羅茨科夫（Rotskoff）將該書的讀者描述為：中低層中產階級的家庭主婦，她們嫁給商人、職員或專業人士，住在新興工業化城市，或許僱用了一名家傭或所謂的「女雜役」，來幫忙處理家務和照顧孩子。

比頓夫人的讀者並非有錢有閒的太太們，而是持家預算有限的中產階級婦女——就是在今天被家居雜物壓迫、可能會求助於專業整理師或專業書籍的那類婦女。由於囤積與大規模生產和工業化的興起息息相關，因此《比頓夫人家管書》也可以當作一本促進今日生產力的入門書來理解。新的生產體系，就需要新的秩序體系。

羅茨科夫寫道：「比頓夫人以清晰而權威的語調，贏得那些次級上流社會的女性讀者的心，指引她們在一個迅速變化的世界中應該如何生活。在本質上，她作為引領住家工業化的領頭羊，藉此改變了家務勞動的性質。」

當比頓夫人教導維多利亞時代的英國婦女如何做菜和持家，美國婦女則向土生土長的雙人組尋求類似的啟蒙。南北戰爭過後不久，哈麗葉特·比徹·史托（Harriet Beecher Stowe，以《湯姆叔叔的小屋》一書成名的作家）便攜手姊姊凱薩琳（Catherine E. Beecher），讓美國的家庭主婦觀摩可以怎麼打理生活。

在一八六九年出版的《美國婦女的家：或稱家事科學原則》（*The American*

Woman's Home）一書中，姊妹倆幾乎就所有關於家庭和住家生活的領域給出了建議。她們談到衛生、營養和鍛煉，解釋如何處理各種病痛，分享良好的通風原則和許多實務的科學資訊，說明如何按預算建造並裝飾一戶模範住屋，還有更多更多。

這本書中很重要的一章，題為「有條理又有秩序的習慣」，教人怎麼依循基督教的原則來安排時程和建立習慣，更提供一些時間管理的建議和秘訣，只要更新一下詞彙，就能放進今日專業整理師的工具組了：

> 另一種條理化的做法，涉及到準備好適當的便利用品，以及適當的存放地點。如此一來，有些女士備了一個大壁櫥，裡頭放了盆子、桶子、長柄杓、肥皂盤、澱粉、上藍劑、晾衣繩、衣夾，以及其他用於洗滌的物品。而在另一個地方，也存放了所有的熨燙利器……

這一章細緻描述了房子裡各種空間的管理，強調「物件樣樣都有定位」的概念，也就是物有其位，而物歸其位。

＊＊＊

比徹姊妹的手冊和比頓的賣座作品，正是家政書市場發展蓬勃的顯例，只不過，今日的行銷人員不會使用「家政書」一詞。哈佛大學拉德克里夫高等研究院（Radcliffe Institute for Advanced Study）附屬的施萊辛格圖書館（Schlesinger Library）收藏了大量的十九世紀家事指導手冊。你在該圖書館的檢索系統中，搜尋「家管」一詞，可以找到四百三十三筆條目，包括比頓夫人著作的各種版本。至於其他沒那麼有名的備選者和競爭者也不少，包括英美的出版品。

我整理了一些還算指涉明確的書目，並略去某些詳述居家生活各種類別的冗長描述性副標，包括以下：

- *The complete home: an encyclopedia of domestic life and affairs.*

- *First principles of household management and cookery: a textbook for schools and families.*
- *Miss Corson's practical American cookery and household management.*
- *Mrs. Parker's complete housekeeper: a system of household management for all who wish to live well at a moderate cost.*

這類家務管理書在十九和二十世紀初的大行其道，令人有種非常現代化的感覺。然而，在幾十年間，那些書籍背後的「不廢棄則不需缺」精神，已然消逝在某種追求積累的消費主義競賽之中。

正如歷史學家史特拉瑟在《廢棄與需缺》一書中所解釋的，早期許多提供給管家婆的建議，都聚焦在如何利用有限的資源：「在沒有收垃圾人員，也沒有太多現金購物的情況下，多數十九世紀的美國女性只得湊合著利用手頭上的東西，而非用產品來解決問題。」那些寫給農場婦女和都市管家婆的建議書，都充滿了使用儲備物資的想法。

包括了煤灰、玉米芯、灰燼甚至茶葉，都能被善加利用。（泡過的茶葉可以讓地毯的顏色變得更鮮艷，並且具有防塵效果。）一位十九世紀的家庭主婦會如何看待現代的堆雜和囤物？現今對清除和丟棄多餘物品的觀念，可能會嚇壞十九世紀家事管理手冊的讀者。

我在近年來風行的「減量、再用、再循環」的觀念中，看到了一絲希望。儘管這種口號的落實對象，往往是相對富裕且具備生態意識的消費者——他們有錢有閒來實踐這種觀念，卻也指出了必須回歸「不廢棄則不需缺」的精神，並促發了許多比頓夫人與同時代高手的建議和忠告：昨日的節儉變成了今日的永續。

＊＊＊

對許多消費者來說，節儉從來無關乎選擇或道德。在工業化的英美各國，也不是每個人都有錢到海邊追求陽光和紀念品，或購買中產階層的生活裝飾品。當時一如現在，財務狀況限制了個體的選擇。許多人原本就負擔不起假期或紀念品，例如許多工人在工廠工作，每天生產不斷擴增的消費品，卻無法賺到足夠的錢，去買自己所製造出來的東西；店員也販售著自己所購買不起的物品。

儘管如此，還是存在著一部豐富的「有錢人從簡史」。即使在富裕的維多利亞時代，也不是每個人都競相擁抱桑伯恩家那種陳設豪華的生活方式。有些人就像今日的極簡大師，準備好要帶領消費疲倦的眾人，走向一個簡單生活的應許之地。因此，著迷於家居領域的維多利亞時代英國，不乏有人熱衷於提供關於住家裝飾的建議。

藝術工藝運動

其中之一就是威廉．莫里斯（William Morris），他父親是個成功的券商，這讓他得以出生在錢堆裡，卻與豪華的象徵物有著複雜的關係。莫里斯成長於瓦薩斯托（Walthamstow），當地位於被視為鄉村地區的北倫敦。「威廉．莫里斯學會」形容莫里斯的童年充滿了田園風，大多數的時間，莫里斯都花在和手足玩耍、閱讀《一千零一夜》等極具想像力的故事，以及沉浸於大自然，這項早年的興趣後來被他融入於花藤交織的設計。（你或許在壁紙或領帶上看過這些設計。）

莫里斯曾經想成為一名牧師，最後卻轉向了藝術、建築和基進主義。他的密友和伙伴包括了前拉斐爾派畫家羅塞蒂（Dante Gabriel Rossetti）和伯恩－瓊斯（Edward Burne-Jones），以及建築師韋伯（Philip Webb）。最終，莫里斯投入社會主義的發展，結交了恩格斯（Friedrich Engels）等人，但一路走來，他卻成了「藝術工藝運動」的領軍人物，並有藝評人拉斯金（John Ruskin）在背後為他提供一些哲學火力。這個強調工藝勝於大規模生產的運動——在大西洋此岸被稱為「使命派風格」（Mission style）——自我標榜為批判維多利亞時代製造業所促成的大規模生產和廉價消費。

「拉斯金將中世紀的建築，標舉為誠實工藝和優質材料的典範」，亞特蘭大「高等藝術博物館」策展人歐布尼斯基（Monica Obniski），在二〇〇八年一篇談論該運動的專論中寫道。拉斯金的論點打動了莫里斯，莫里斯認為，工業化異化了勞動，並在設計者和製造者之間造成了某種去人性化的距離。

歐布尼斯基的這項觀察對我來說特別有感：「莫里斯力求統合住家裝飾裡所有的藝術，強調自然和形式簡單。」這導正了維多利亞時代的過度擺飾和陳設風氣，反駁了消費主義「多即是好」的謬論。對莫里斯來說，物事少、造得好，才是一種理想的情況，而不是非得在壁爐台上排滿了瓷器和擺件，或在客廳裡擺滿豪華的厚墊家具。

和莫里斯有志一同傳播「有用或美觀」觀念的，還包括了英國家具設計師兼建築師伊斯特萊克（Charles Locke Eastlake）。「堆雜」一詞，並未出現於伊斯特萊克出版於一八六八年、頗具影響力的住家設計指南《家具、裝潢和其他細節的家居品味秘訣提示》（*Hints on Household Taste in Furniture, Upholstery, and Other Details*）一書中，但是，伊斯特萊克以嚴肅的態度看待那些小擺件，他認為這種現代垃圾以瓷器擺飾和其他的名目，進入了那個年代的客廳或閨房。

禁止小擺件

莫里斯繼續擴張「禁止小擺件」原則。一八八〇年，他在伯明罕藝術協會暨設計學院以「生活之美」為題發展演說，談的是如何促進藝術創作的條件。該演講的要點，在我讀來就像近藤麻理惠「怦然心動」法則在十九世紀的先驅：

相信我，如果要讓藝術如其所應當的從家裡開始，就得清除家裡那些老是礙著我們的惱人冗餘：那些習慣的慰藉，並不是一種真正的慰藉，而只是僕人和大夫的裝忙活兒。如果你想要一條適用於每個人的黃金法則，那就是：「在你的房子裡，不要有什麼東西，是你不認為有用、或者不認為有美感的。」

兩年後，愛爾蘭劇作家王爾德（Oscar Wilde）在一趟宣傳唯美主義運動的演說中，將同樣的觀念帶進了美國。他以〈美宅〉（The House Beautiful）為題的演講呼應了莫里斯的說法：「在你的房子裡，不要有什麼東西是沒有用處或沒有美感的；如果你能貫徹這樣的一條原則，那麼你會驚訝於你甩掉的垃圾之多。」

我所居住的華盛頓特區排屋建造於一九二二年，這些建築包含了一項形式簡單、反堆雜原則的設計。這種風格被稱為「日光式風格」，也就是說，光線可以不受阻礙地從房子的前方穿到後方，而不被侷限在陰暗的廳室迷宮。至於「使命派風格」，就是強調直線形狀和天然的木頭建材。

這種設計並不花俏，也符合莫里斯的審美標準。那些在一九二二年設計和建造我家的人拿掉了壁爐，依靠散熱器來維持房子的溫暖。也許，就像建築師萊特（Frank Lloyd Wright）和他那些二十世紀初在美國中西部受苦已久的客戶，建築師和營造商決定拿掉房子內一些自然形成的聚積點，以把對用戶來說積累堆雜的誘惑，給降到最低。

萊特將這個原則應用在美國建築的設計，憑藉的是他崇尚簡約有機建築的理念。一九〇〇年代初，紐約州水牛城的富商馬丁（Darwin Martin）就委託這位以芝加哥為根據地的建築師，為他全家設計一座大草原風格的住宅。

幾年前的夏天，我和我那些正處於無聊青春期的孩子們，特地去遊覽了馬丁的住宅。我記得那裡低矮的天花板和昏暗的空間，營造出來的感覺就像身處一個洞穴之中。少了堆雜，確實讓人注意到屋子的結構及建築等細節。馬丁住宅因為收集了近四百件「藝術玻璃」而聞名，那是由萊特設計、並由芝加哥的林登玻璃公司在一九〇四至〇五年所生產的作品。這些藝術玻璃裝置中最著名的，是一面被稱為「生命之樹」的窗子，其中包含了超過七百五十塊玻璃，可謂珍奇。

在這個高度設計化的空間，我感覺建築師渴望將秩序加諸於每日居家生活的雜亂之上。那次的遊覽經驗，並未向我們解答住戶要如何實際生活在這樣的一個空間，事實上，這裡提供給日常事務裝飾物的立足點相當的少。萊特要求他的委託人應該省去無關緊要的陳設，而且只在屋子裡勉強添了一件壁爐台——萊特很討厭壁爐這類家居點綴，他認為這些東西只會產生堆雜。這種想法大有智慧。在多數的房屋裡，壁爐台就是一塊磁鐵，吸引著各種沒在使用和不受注意的物品。於是，照理說，拿掉了壁爐台，其他的堆雜熱點就可以創造出一個條件，讓住宅裡不含多餘的雜物積累。

讓住宅成為家

聘請一位「建築願景家」來打造你的房子，你簽下的合約範圍，可不止包括生活空間。幾年前，為馬丁住宅建築群翻新的文件裡，描述了萊特是如何全面的投入：只要情況允許，萊特喜歡設計家具和裝設給房子的空間。這很符合他「有機建築」的概念——一個房子不該是一系列中性的盒子，被你用從先前住處所帶來的堆雜給填滿。總之，他認為家具、鋪飾、照明裝置和裝飾物，都是綜合式生活設計的一個構成部分。

當時一如現在，我們的集體預設立場就是：囤物應該被防堵，這些東西阻礙了我們邁向完滿和諧生活；我傾向於同意這個觀點。但那次遊覽馬丁故居之後，我腦中閃過了一個非主流的想法：如果說，囤物和堆雜是讓住宅成為一個家的部分原因呢？我媽的東西壓垮了她，還有在她之後的我，但無可否認，那些都是屬於她的一部分。如同今日極端的極簡主義設計，馬丁住宅看起來宏偉，卻沒有給住民多少空間做他們雜亂、愛添置、東西散落的自己。

＊＊＊

儘管今日物資過剩的背後，有著悠久而全面的歷史，但美國文化還是繼續著迷於個體面的堆雜，社會仍然讓個體負責去保持事物的井然有序。這種集體性批判為新一代的比頓夫人們創造了良機。在過去五年裡，有一種去雜物的方法占據了所有關於處理囤物的對話，那就是「近麻理方法」（KonMari MethodTM），亦即日本整理大師近藤麻理惠招牌的住家和生活收拾法。

怦然心動整理法

二〇一九年一月，網飛節目《跟著近藤麻理惠一起收拾》驅使無數的囤積狂深入自家的壁櫥和抽屜，取出他們擁有的每件東西，並直面那個關鍵提問：「它讓人怦然心動嗎？」Instagram和臉書帳號充斥著前後對比照，展示近藤所運用的改造魔法。爽朗的近藤女士會在節目中突擊造訪委託人的家，獻上擁抱和溫柔的鼓勵。

近藤的節目生動呈現了她在暢銷書《怦然心動的人生整理魔法》中的建議，這本書的英文版在二〇一四年秋季出版，到了二〇二〇年五月，仍然占據著亞馬遜「禪學與風水類」暢銷榜首。她的後續作品《麻理惠的整理魔法》在二〇一六年面世，也是熱銷書。她的下一本書，是與萊斯大學管理學教授索南辛（Scott Sonenshein）合著的《怦然心動的工作整理魔法》，將她的整理法延伸到凌亂的書桌和辦公室。

在讀《怦然心動的人生整理魔法》的時候，我就像隻絕望的雲雀，為了清空我媽的房子，每天忙到昏天暗地，過程似乎永遠不會結束，我得和混亂搏鬥個沒完沒了。在我人生中的這些時刻，我可能會受不了近藤的歡快風格和她的不懈樂觀，也受不了她的輕鬆承諾。她說：如果你按照以下五種分類來管理物品，就沒有什麼雜亂是大到無法克服的，那就是：衣物、書籍、文件、雜項和情感紀念物。

然而，當我身處清空任務的深淵，「收拾」這兩個字聽起來很美妙也很英式，就像童書作家波特（Beatrix Potter）書中的溫迪琪太太會做的事，是一套安靜的任務，會帶來滿足感，讓一切都變好。你知道，這個世界充滿了混亂，需要更多有序、平靜而宜人的空間。我人生裡確實有過太多的混亂，我渴望有人向我保證我不會被淹沒在堆雜之海。

我一口氣讀完那本書——我是在Kindle上讀電子書，以免將實體書繼續塞進我已經太滿的書架。我沒讓我的房子接受完整的「近麻理」處置，但我和女兒確實按照近藤的指示，把所有衣服堆在床上，然後開開心心拿起每樣東西自問，「它讓人怦然心動嗎？」隨之而來的家居變化雖然不甚劇烈，但持續在改變中，這有點出乎我的意料。

我現在會感謝那些讓我丟棄物品的服務，就像近藤所建議的那樣：這麼做會感覺很有禮貌。我養成了摺捲襪子和內衣的習慣，我更加注意衣服是否不僅適合我的身體，還得適合我當前的生活和個性。畢竟，心靈和壁櫥一樣，也需要去雜物。

近藤的作品躍居暢銷榜，有部分原因在於，她保證了「收拾」——收拾一詞從我的經驗來看，遠不及處理堆雜所需付出的努力——可以帶來除了物質上、還有心理和精神上的好處。《紐約時報》將這種整理法形容為「拍拍抱抱擁有物，一種有同情心的整理」，讓這位收拾專家成為家喻戶曉的轟動人物。近藤已經在四十二個國家和地區賣出約一千萬本書，她的網站這麼說。

在日本出生的近藤，她的成功讓我想起「去雜物」的歷史還有著沒那麼陽光的一面：它跟種族主義和反移民情緒有關。隨著十九世紀結束和二十世紀的到來，市場上大量湧現了更多的貨品，以及更多想要購物的人。一波波的新移民來到美國，成為這個不斷擴張、物質化的國家的一部分。

去雜物暗黑史

在〈美國在近藤麻理惠之前如何收拾〉（*How America Tidied Up Before Marie Kondo*）這篇刊在二〇一九年一月《史密森尼》（*Smithsonian*）雜誌的文章中，記者曼斯基（Jackie Mansky）提及了進步時代的衛生改革家，以及倡導潔淨生活運動的家政學家。曼斯基援引赫林（Scott Herring）的研究，檢視了這些以白人為主的中產階級女性，如何將健康有序的環境，連結到白人、中產階級和本地出生的族群，並將移民和有色人種視為雜亂、骯髒、不衛生的代表。因此，消滅囤物變得不僅可以改善生活，還可以標誌某種種族身分和本土美德。

那麼值得注意的是，許多二十一世紀的美國人，已經轉向外國人尋求家務整理方面的建議。出身於另一個文化可能對近藤有利，對於一些不那麼熟悉近藤所援用日本傳統的美國人來說，問候房子和感謝衣服的服務，感覺就像一種奇異的儀式。而有些觀察者也確切察覺到，有些微的仇外情緒和種族歧視，就存在於對近藤的偷偷批評（一個有色女性怎麼敢自命專家？）和公開讚美（她好可愛好漂亮！）之中。

＊＊＊

然而，無論「近麻理方法」引起什麼樣的反應，保持寬容的態度，都是她的核心魅力。我猜，就算近藤多麼想批評客戶所積累出來的垃圾量，她也沒有表現出來。她的態度沉著而鎮定，滿懷尊敬又富有同情心，直面那些讓節目觀眾震驚或驚恐的倒抽一口氣的景象。

我一邊觀看節目，一邊納悶她會怎麼看待我媽的房子。對於我和許多人來說，囤物和堆雜會激發出憤怒、焦慮、戰或逃的反應，因此能遇到一位不帶批判的眼光來處理居家混亂的專業人士，實在是太舒心了。迥異於世人對極端堆雜的反應，近藤表現得非常友善。也許她與生俱來就是這麼友善的個性。「她本人跟電視上一樣，渾身散發著那種喜悅。」克魯格（Melissa Hagen Klug）這麼評論。克魯格是明尼阿波利斯地區獲得的認證「近麻理」諮詢師，曾經見過近藤兩次。

既然近藤很有人氣，你可能預期每個擁有整理興趣的人，都想註冊成為她旗下的諮詢師。但事情可沒那麼容易，克魯格僅僅是明尼蘇達州通過認證的第二人。她屬於一群成功通過嚴格認證過程的菁英整理師，截至二〇二〇年六月，全世界只有超過四百位的菁英整理師。在電話中跟我描述相關經驗的當下，克魯格正開車從明尼阿波利斯去拜訪一位外州的委託人，那是她常跑的行程。

一名準諮詢師必須先將方法應用於自己的家裡，提交前後對比的照片，並申明接納的相關原則。如果有志者想要通過認證，會被編派去上一個兩日密集培訓課程。上完課程之後，克魯格跟幾位練習客戶做了約八十個小時的實務演練，並且提交報告給評審，然後接受測驗。「考官真的很嚴格。」參加培訓班的人當中，只有大概一半的人可以通過認證，克魯格說。

二〇一七年，克魯格建立了她的諮詢事業「十一點前到家」（Home by Eleven）。雖然她以明尼蘇達州為據點，但也有遠在愛荷華州的常客。她服務的客戶年齡下至九歲、上至七十五歲，但多數都是三十多、四十多和五十多歲的女性。在她看來，囤物的情感重量，以及必須對囤物做點什麼的壓力，都不成比例地影響到女性。「無論你是公司執行長，還是一個全職媽媽，重擔往往落在女性的身上，很多我所服務的女性，已經到了厭倦回家得面對一團亂的地步。」

故事和記憶

身為一名諮詢師，不僅需要整理意識，還需要相當的韌性和同理心，才能帶領客戶走過收拾的過程。「那對人們來說，是很情感的面向。」克魯格說道。「我不認為有誰可以說他完全理解。」她的客戶經常形容自己快被壓垮了。「很合情理的是，他們已經被雜物癱瘓到不知道從哪裡著手。當我看待一堆東西，我看到的是一局俄羅斯方塊；但在客戶的眼中，看到的是壓力。」

作為第一步，克魯格會請客戶跟她談談這些東西，以及什麼是他們最搞不定的。面對囤物，有些人會產生自發性的生理反應；有位女性只要一面對她的壁櫥，就開始冒汗和呼吸急促。許多人開始分享他們的故事。「那不只是雜物，每件所有物都有某種情感背景的故事。」克魯格告訴我。簡單的物品——水杯、果凍模——就能召喚出家族互動的故事和記憶。

有些混亂很不容易收拾，一如我所親身經歷的。整理師經常有如一位治療師：「罪惡感和羞恥感是我處理的兩個重點。」當客戶把親戚送的物品給轉送出去，她可能會感到罪惡；當她正視自己浪費了多少錢在從來不穿或不用的物品上，她可能會感到羞恥。「雖然這些不是我的東西，但還是讓人情感透支，我對客戶非常有同理心。」

過度的情感投入，可能會對整理師造成傷害，因此有時克魯格需要脫離一下去解壓。但是，整個助人的過程，最後會讓付出的情感和代價都成為值得。為了幫助客戶渡過艱難的整理過程，「近麻理」整理師會聚焦於克魯格所謂的「隧道盡頭的指路明燈」：他們會詢問客戶，他們希望整個收拾的過程結束時，他們的家是什麼樣子？他們希望在收拾完畢時，成為一個怎麼樣的人？

＊＊＊

記得我在二〇一九年年底，在當地的二手衣物店放下了一袋衣服，當時店主跟我說，她看到自從近藤的書籍問世以來，捐贈和新寄售的人數都增加了。她說自從那時起，每當有顧客瀏覽店裡的貨架，他們都會問自己：這讓人怦然心動嗎？

或許，一個口號，或是城市裡的一家寄售店反應出來的情況，並不能證實有一股趨勢儼然成形，但是「好心願」二〇一九年初統計的數據，就不止是軼事一類的說法了。據《華盛頓郵報》報導，在我居住的華盛頓特區，「好心願」在二〇一九年一月第一週收到的捐贈，比二〇一八年的同期，多出了百分之六十六。蓋瑟斯堡的一處「好心願」站點出現了令人瞪大眼睛的百分之三百七十二的增長幅度。並非所有的捐贈都可以歸因於近藤所激發的壁櫥清空狂潮，因為差不多同時期，聯邦政府關閉了好一陣子，華盛頓特區的許多政府員工因此發現手頭的時間突然多出了許多。好吧，如果不能工作，那麼至少可以收拾收拾家裡的東西。

如同大多數的時尚風潮，這種時尚也受到反彈。一些懷疑人士嘲諷那種對無生命物件所表達的感謝服務，以及浪費時間在襪子和抽屜的觀念。另一些人則認為，近藤的方法如果不是搞錯了方向，就是威脅到他們最珍視的東西。

愛書人的怒吼

在《怦然心動的人生整理魔法》一書中，作者說，她的家裡從沒擺放超過三十本書籍。在某集的網飛節目裡，近藤告訴她的委託人，他們應該拿著每一本書，然後問問自己，它是否讓人怦然心動。這些事情讓愛書人集體怒吼，表達反對。讀者和作家寫下挑釁的推特文章和專欄文章，以捍衛自家早已經爆滿的書架。小說家史考菲（Anakana Schofield）在一條加強語氣的推特文中發洩憤怒：

不要理會近藤麻理惠是怎麼談論書本的，把你的公寓和世界都塞滿書就對了。我才不管你要不要扔掉內褲和保鮮盒，但這個女人對書顯然不理解。每個人都需要擁有大量的藏書，而非一個乾淨又無聊的書架。

書評人查爾斯（Ron Charles）也有一屋子的書籍，這使得近藤的建議在他看來滯礙難行。正如他在《華盛頓郵報》專欄中所解釋的：「要把每本書都拿在手裡，然後測試看看它會不會讓人怦然心動，可是得花上好幾年的時間。而在那段時間，又有更多的書會湧進來。」

查爾斯接著描述對物事依附的一個深層原因——這裡談的是書籍，但也可以適用於其他的所有物。他指出，近藤告訴電視觀眾，把書本一一撤掉，會讓你明白此刻什麼樣的資訊對你來說是重要的。但是，我們之所以還留著書，並不是因為我們知道此刻什麼樣的資訊對我們是重要的，而是因為我們不知道。

這些強烈的反應，透露更多的是關於評論人本身的心態，而非那位去雜物大師和她的建議。在一次接受《獨立線》（*IndieWire*）的媒體訪談中，近藤向所有的愛書狂重申，她並沒有要他們扔掉心愛的個人藏書：「如果讓人把書甩掉、或只擁有幾本書的想像令你生氣，那麼你會明白你是多麼的熱愛書籍，明白什麼東西在你的人生當中顯得如此重要。」

有些人則感受到，在教人削減物品的建議背後，潛藏著某種存在性威脅。《怦然心動的人生整理魔法》剛問世，評論人米勒（Laura Miller）就在《石板》（*Slate*）雜誌中剖析，她所看到的不是秩序，而是巨大的空洞：「拋棄我們所獲取的東西，就是殺掉我們想像中在使用它的那個自己。近藤的書從側面切入，但很持續地思考我們自身的必朽性，而那個即將逝去的，就是你啊親愛的讀者。死亡，是一種至高的人生改造魔法。」

在我看來，那是一種過於負面的解讀。但是，在任何試圖對付一生積累的認真努力之下，的確都潛藏了某種存在性的真理：你真的帶不走那麼多東西，哪怕消費文化從每個人一出生就訓練我們相信，我們應該在脫離塵世之前獲取眾多的東西。要認真考慮什麼會變成你的身外之物，就必須承認一件事：你終有一死。就算用所有的東西圍封住自己，死神還是會找到你，時間遲早而已。你並不能在堆積如山的東西背後，躲避歷史的必然。

擁有物質和財貨，會讓人感到安穩，因為它們是歷史和認同的載體，但是，它們也有一條獨立於當前物主之外的時間線。無論某個物件在今天對你來說是多麼珍貴，無論它承載了多少金錢、審美或情感價值，它都很可能比你多存在好幾年、好幾十年，甚至幾個世紀。

更精確地說，你將不會與它同在。很少有人喜歡面對這樣的現實：許多構成我們日常生活、記憶、家族傳承、繼受的物事，在我們不能在這個世界上欣賞和享受它們之後，還會存在很久。這些東西當中，有許多是在物主出世很久之前就被製造了出來，而且在物主死後的好幾年或幾世紀，都還會在這裡。

＊＊＊

自封為家庭檔案管理員的我，努力將自己投射到幾十年之後的未來，那時我的孩子已經到了我現在的年齡。什麼書籍、文件或照片，會對他們有意義？我想像我會留給他們一批精挑細選的家庭生活圖像、最棒的照片、最有意義的學校論文、能向他們的未來透露當他們處於五歲、十歲或十五歲時，能表達那個年齡內涵的藝術作品。那很可能只是個虛想。

儘管如此，我還是願意去嘗試：我不希望我的孩子們得花上很多的時間，去翻查那一箱箱的東西。我不想讓他們被迫做出很多關於保留和丟掉的痛苦決定。我希望他們有更開心的事情可做。

有鑒於我家裡的人向來都很難對東西放手，我驚訝的發現，清空並不一定是一場磨難。在二〇一八年出版的《瑞典式大限清理的溫柔藝術》（*The Gentle Art of Swedish Death Cleaning*）這本薄薄的書中，瑞典作家曼努森（Margareta Magnusson）讓離別的必然顯得十分歡快。既然遲早要有人來處理你的東西，那麼，為什麼那個人不是你呢？那可能會很好玩！

那也是一種良善的舉動。「絕對不要設想有誰會希望——或能夠——排休來照顧那些連你自己都懶得打理的事。無論他們有多愛你，都不要把這個重擔留給他們。」在書中這段話的旁邊，我寫下「謝啦，老媽」，還用鉛筆在一旁畫了一張苦臉。努森這本書的副標題——如何把自己和家人從一生的堆雜中釋放出來——說中了箇中的妙處，「大限清理」不僅解放了那個獲取太多東西的人，同時也卸去了他們的繼承人和親屬的重擔。

瑞典式大限清理

將瑞典式大限清理哲學付諸行動的，就包括了我那些在國會山的鄰居。他們最近才舉辦了一場「大屋換小屋」派對，來告別住了四十一年的房子。他們沒辦法把所有東西都帶去更小的新公寓，於是開了一場派對，請客人挑一些帶走，然後在每樣東西要離開他們的時候，講述這些東西的故事。「我得處理我父母家的大屋換小屋，」《華盛頓郵報》專欄作家德沃夏克（Petula Dvorak）記述了這場活動，她寫到，有位六十歲的客人這麼說：「那並不容易。因此類似這樣的做法，會讓事情好辦得多。」

痛苦的清空房子，已經成為現代美國生活的一種儀式。我曾向同事描述我在我媽家裡面對的情況，那在我看來很離奇，想必沒有別家父母有辦法囤積得像我媽那麼多。不久，一位和我差不多歲數的同事進來續咖啡，這位男士也分享了關於他媽房子的恐怖故事。然後，又有一個女士走了進來，也講述了她的家族堆雜故事，她談到她父母在某個時間點，就完全不再拆開郵件，而直接將郵件塞進閣樓裡的垃圾袋。她大多數的週末時間，都花在開車從華盛頓特區到紐約去處理那些袋子，以及多年儲藏起來的一切。

在各種地方，清空的故事越堆越多，談論的不是只有實體堆雜，還有情感的堆雜。有位朋友在飲水間向我描述，她和先生請假一週，跑去她媽的家裡，硬是來一場清空，解決所有的垃圾。一位在圖書館裡工作的學者告訴我，她那身為學校教師的父親，每年都會把學生的報告帶回家，放進房子的地下室。當她問起父親，打算怎麼處理這些報告？父親告訴她，那以後會是她的問題。

最終就是那樣。

將所有的個人故事疊加在一起，就等於一種巨大的世代負荷。我們處理親人的東西，是因為我們必須處理——總有人得去處理，對吧？——也因為那是一種關愛，或有時是一種滌淨的過程，將舊怨隨著一切不再想要或需要的東西一起倒掉。有這麼多人只是聳聳肩，就扛下了家族的重擔，這其中所顯示的，可不只是孝道。我們已經把一種不正常的過剩狀態給正常化了。

這麼多東西的總量，模糊掉了個別物品的價值，不然那一樣樣的物件，可都是被它們的擁有者所欣賞、然後被繼承人所珍藏的東西。「你的摯愛希望繼承來自於你的美好物品，而不是來自於你的所有物品。」曼努森寫道。當你清空了一間裝滿家當的房子，那些東西無論再怎麼美好，多半會讓人覺得像是一種負擔或詛咒，而非珍寶或祝福。

我沒辦法停下來去讀完我在我媽檔案裡找到的所有短箋長信，或去瀏覽她所有的書籍，或去追念她壁櫥裡那些衣服所曾參與過的職業成就和個人里程碑，或去弄清楚那些家族小飾品的歷史，它們的故事對兒時的我就已經印象模糊，如今更是可能永遠的在記憶中消逝了。

我在清空的過程中，沒有什麼時間去表示敬意和尊重，因為我專注於完成需要我處理的一大堆工作。我希望我當時有想到學習我的某個朋友：她用線上編目服務LibraryThing這個軟體，來創建她已故母親藏書的記錄。我所能做的，就是花上一個週末又一個週末、一個月又一個月，把自己弄到我媽家，慢慢的削去堆積物。我幾乎沒什麼時間或精力來讚揚、懷念或痛惜我媽所創造、而後又突然拋下的生活。

我的確感到欣慰，能把我媽的東西送到某個好人家，或至少送到那些能讓這些東西有機會再次變得有用的地方。我本來也可以有機會好好端詳我媽的東西，而不是將這些東西當作需要處理掉的負擔。

世代性的過度儀式

在《家宅大換小》（*Downsizing the Family Home*）一書中，作者詹姆森（Marni Jameson）把對父母房子進行去雜物處理，描述為一種當代美國人世代性的過渡儀式。隨著戰後嬰兒潮世代開始上了年紀，搬到比較小的房子居住，或者逐漸去世，他們那些X世代和千禧世代的親人被要求站出來幫忙清理雜物。

而我們長輩那些「完全被塞滿」的房子裡，可是有很多東西需要清理的。「家宅在各種意義上，都是裝滿的，」詹姆森說，「不僅裝滿了家當，也裝滿了回憶。」如同許多評論，詹姆森將問題放進戰後繁榮時代的脈絡之中：「經過幾代的相對稀缺和節儉，自一九五〇年代以降，這個國家經歷了蓬勃發展的消費主義。方便、穩定供給的平價家居品已經填滿了住家，包括壁櫥和櫥櫃、車庫和棚子、閣樓和地下室。」

資本主義刺激了人們對貨品的需求，工業生產製造了大量的貨品，商人和廣告將貨品推銷給受到消費主義培訓的公眾。儘管如此，罵名主要還是落在那些填滿壁櫥和櫥櫃的人身上。有位專精於「大屋換小屋」的財務規劃師告訴詹姆森，「美國人太沉溺於擁有東西……他們全盤接受物事文化。」

那位規劃師說，經濟大衰退幫助他們回歸重質而非重量的觀念。一個社會就是出了大問題，才會需要靠一次重大的經濟打擊，來導正過度的消費主義，才會讓人預期會在人生最忙碌的時候，去承擔清理上一代無法或不願處理的重擔。詹姆森觀察到，有些年邁的父母會處理自己的東西，當然了，對「嘿，孩子們會去處理」這條通則來說，那樣的人顯然是例外。

「讓孩子們去處理」的想法，是在個人的層面複製了那種面對氣候變遷所表現出來的短視和卸責，因為要歸整所有的東西實在太麻煩了，硬要去處理，也只會提醒我們人終究會死，一切都沒有意義，所以，「就讓孩子們去處理吧。」

比起當時只能迎接任務的我，詹姆森的態度要來得溫和許多，她帶著一種會讓古羅馬人引以為榮的孝敬心情，去著手清空她那個五十年的家宅。她在書裡記錄了她和哥哥將父母搬到療養院之後的「學習、關愛和放手」。她還把這種敬意帶進清理任務，讓我難以置信之餘，還有一絲羨妒。「將你父母的家當稱作「堆雜」是帶有貶意的，其實，我們是在處理大量承載記憶、有歷史的、偶爾有價值的、往往不可替代的獲取物。簡言之，我們談的是你家族生活的博物館。」

要是當初我有一本《家宅大換小》，它可能會幫助我處置這項艱鉅的任務，讓我覺得我沒有那麼孤獨。我這一代的人應該感謝這種文化轉向，把「去雜物」這件事給重新塑造成不是折磨，而是一種滌清、甚至好玩的過程。

不過，對清理堆雜這種事，總結得最好的，還是前文提到的作家查斯特。她在《我們不能談些更愉快的話題嗎？》一書中，描述自己是怎麼看待必須整理父母生活的責任：「我受夠了掙扎、挑選和決定、受夠了那些灰塵，也厭倦了走進一條條並不特別有趣的記憶小巷。」那一切奇趣的用詞——「推遲之堆」、「瑞典式大限清理」、「收拾」——並未改變基本的困境，亦即清空一個家宅所需要花費的時間和精力。

然而，在那些口號的背後，是一場長久而喧鬧的爭論，關於什麼是最佳的生活方式。這場持續的爭論援用了實用主義、美學、精神實踐，而且如今比以往更加強調的是——它的可持續性。

第五章　廢棄、稀缺和富足——去雜物作為行動主義和創業精神

- 一個梅森罐的垃圾
- 零廢棄
- 女性整理糾察隊
- 容器商店
- 改變生活的魔法
- 最重要的是情商
- 搬家工人就要來了
- 喜歡、需要，會用到
- 找到秩序和條理

在清空我媽的房子之後不久，我跑去聽一個叫碧伊．強森（Bea Johnson）的女人演講，內容在談論她所領導的運動。顧名思義，「零廢棄生活運動」，訴求從根本上減少被製造商和消費者所扔掉和拋棄的東西，這個運動的追隨者，都立志要盡可能的減少廢棄物的產生。

許多去雜物專家都會強調「消除過剩」這檔事的種種精神面向，而「零廢棄生活」則聚焦於實務、環境和經濟上應該從事削減的理由。「少一點東西，多一點生活。」我有個朋友喜歡這麼說。

一個梅森罐的垃圾

強森的成名之舉在大多數人的眼中看來，就是一種極端形式的極簡主義：她和她的家人一年所產生的垃圾量，可以塞進一個小小的梅森罐！她的家人包括了她的先生、兩個十幾歲的兒子，還有一隻可以加進我媽寵物大軍裡的小小狗。我是抱著懷疑的心情走進強森的演講場合，我以為那個關於「梅森罐」的說法應該只是個噱頭。但最後聽完演講出來的時候，我已經信服了，還有點敬畏。

住在加州的強森一家人，什麼東西都盡量買散裝的，就連葡萄酒也是。他們會帶著可再用容器上雜貨店。他們把幾乎所有的東西（包括牙刷的竹柄）都拿去堆肥，而且湊合用著大多數當代美國人會認為非常有限的東西來過活。他們的節約精神也延伸到了時尚領域：強森只擁有十五件衣物。我想起我媽那個塞得滿滿的壁櫥，然後斷定一件事：少，很可能才是多。

「零廢棄生活」在預算上和生態上的好處應該很明顯。不過這其中有個陷阱：我們需要相當多的時間和努力，才能過上這個版本的簡單生活。強森把自己和家人的生活方式給流線化了，並且從中找到了一份全時工作——以及一門很好賺的生意。

零廢棄

當然，強森也出版了一本書《零廢棄的家：靠減少廢棄來簡化你生活的終極指南》（*Zero Waste Home*），我在聽完她的演講之後，就買了這本書。（極簡主義到此為止。）「在製造業界，零廢棄運動引發了從搖籃到搖籃的設計，」她寫道。「而在家裡，那鼓勵消費者要負責任的行事。」

講到「負責任」，強森所指的並不是把那些罐頭和麥片盒放進回收箱，而是把再循環稱作「進垃圾掩埋場之前的最後手段」。她更喜歡某些人所謂的「預循環」（precycling）這個觀念，只是她不用那個詞。如果你一開始就不把東西買回家或帶回家，那根本就不必讓它再循環，或是以其他的方式將它弄出你的生活。

倒不如一開始就說不——拒絕！這是套用「零廢棄」運動5R真言的說法。強森將5R方法描述為「簡易五步驟」，分別是拒絕（refuse）你所不需要的；減少（reduce）你所需要的；重複使用（reuse）你所消費的；把你所不能拒絕、減少或重複使用的拿去再循環（recycle）；把其餘的拿去放爛（rot）（堆肥）。

第一步——「拒絕」——她主張，我們需要離開那種已經成為常態、愛拿免費品的心態。但是，向托特包說「不」，要比把家戶垃圾減少到能裝進一個梅森罐來得輕鬆。略過研討會上的戰利品、旅館提供的免費迷你瓶洗髮精、商店的紙本收據……如果有足夠多的人說不，那麼集體效應可能會非常可觀。「我們所收受或取得的每一點點東西，都創造出某種要求製造更多的需求，」強森寫道。「雖然個體的拒絕行為其實並不會使廢棄物消失，卻能創造出某種對替代方案的需求。」

***

然而，企業行動遠比個體行動來的更有份量。喬氏超市（Trader Joe's）最近決定削減各個分店的塑膠用量，而那對我們集體過度包裝問題的減輕，將會大過某些人對一次性塑膠說不的新習慣。

然而，這類拒絕的作法，加起來充其量就只是「塑膠海洋中的一個瓶蓋」，就如記者威克（Ashley Wicker）在二〇一九年五月《沃克斯》（*Vox*）雜誌一篇文章中所評論的。「自從二〇一〇年以來，化石燃料業已經灌注了一千八百億美元到新的塑膠製造設施，而專家都說，全球塑膠產量將因此躍升百分之四十，無論我們是否帶著梅森罐上雜貨店。」

威克在《沃克斯》雜誌上的文章，直面我一直在搏鬥的一個更大的問題：對於去雜物、整理，以及和自身物事和諧相處的追求中，性別扮演著多大的角色？

強森和近藤麻理惠之類的女性角色，在廣泛的整理／去雜物／可持續生活的市場上，搶占了可觀的份額，但男性仍然主導著極簡運動，其中就有貝克（Joshua Becker），他是《成為極簡主義者》（*Becoming Minimalist*）一書、播客和電子報帝國的創始人。密爾本（Joshua Fields Millburn）和尼科德姆斯（Ryan Nicodemus）兩個人別號「極簡主義二人組」，透過他們的網站、書籍、播客和紀錄片，幫助了超過兩千萬人過上有意義的生活——他們的網站如此宣稱。這兩位高知名度的行家多的是媒體曝光機會，包括《紐約時報》、《華爾街日報》、《波士頓環球報》、《富比士》、《時代》、ABC、CBS、NBC、FOX、BBC和NPR等，都報導過這對極簡主義二人組。

女性整理糾察隊

一如過往的年代，去雜物的推動，是依靠女性勞動來把話題傳開、把工作做好，這不是什麼新鮮事。威廉．莫里斯一定就是那個有願景的美學家兼設計師，而比頓和比徹姊妹則負責撰寫指導手冊，那些數以百頁的詳細建議，都在談論如何讓住家和家庭嗡嗡嗡地正常運作。對抗堆雜的奮鬥，長久以來都非常的「女性」。

不過事情也有例外。在我的原生家庭中，我爸往往才是有條理的那個，他只帶有一點積累研究材料的學者傾向。但是，無論是在家裡還是在工作場合，我所聽過關於整理和去雜物的熱切談話，也大部分來自女性。

多數我所熟識的家庭，都是由女性擔任整理糾察隊，她們是堆雜危機來襲時的第一反應者。她們比較可能注意到居家領域已經被過剩的東西占據。她們比較可能採取行動來做點什麼，有時她們的關注甚至會惹惱伴侶和子女。有時，那些男性認同的家庭成員會出一份力，但根據我的經驗，他們不太可能掌管去雜物的任務。我遇過一些例外的情況，是例如整理工具和車庫這類工作，但是，最基本家戶層面的整理，絕對是趨向女性的。

在記者威克的分析中，「零廢棄」運動主要還是靠女性引領，這延續並擴展了長久以來「第二輪班」的現象，亦即女性在有償工作中勞動了一整天，然後回到家，還要面對她們被期望承擔的另一輪無償工作。直到現在，女性還被認為在勞動中也該對付生態危機，威克寫道：

> 那在本質上，是為「面面俱到」再添加一筆：事業、家庭、完美可拍照發圖的生活，而現在你也在拯救地球。在實踐上，這是一份很多價值被低估、無償的工作，更增加了婦女所承載的「心理負荷」，包括了婦女為治家所羅列的清單和行事曆安排。

無論由誰來做，零廢棄或低廢棄的生活方式，都需要相當多的規劃和準備。要輕鬆度過一個零廢棄工作日，意味著你出門得裝好打熊的彈藥。我的意思是，配備各式各樣的物品和招數，以求度過一般美國消費者兼勞工的日常，而不屈服於現代美國體系所賴以運行的一次性塑膠和種種拋棄式物事。我記下了一份清單：

- 可再用水瓶（塑膠、金屬或玻璃製品）
- 可再用餐具（金屬、耐用塑膠或竹子製品）
- 可再用吸管（可能是金屬製品，通常會附上一件管刷式清潔器，以便刷掉冰沙或冰飲料的殘留）
- 可再用托特包，方便你需要去購物。
- 可再用容器（例如梅森罐）或袋子，用來存放你可能需要購買的雜貨。

那並未詳盡列出你所能隨身攜帶的一切，卻是個蠻好的開始。在男士包和背包的時代，男性很容易就可以隨身攜帶這所有的物品。但是，許多男性和某些女性（像我的十幾歲女兒）還是偏好威克所謂的「鑰匙－錢包－手機」法。如果他們想搞定「可持續生活」，就得多帶上一個包包。習慣拿著小包或工作包的女性，也比較方便接納零廢棄套組。

做完這些，你還得穿越一個還沒準備好應付會有客戶想要減少廢棄的零售界。在許多商店，尤其是大型連鎖店，店員需要確認你是真的不想要、或不需要塑膠袋或是收據。多數大型雜貨店都還沒增加散裝購買的品項，給那些想在購買豆類、麵粉等食物櫃必備品時減用塑膠包裝的買家，至少在我們地區是這樣。

對於一個時程和預算緊繃的工作者來說，零廢棄生活仍然需要更多的準備、更多的停留、以及不得不和困惑的店員打交道的情感勞動和社交勞動。不幸的是，零廢棄生活的替代方案，有很多都依賴了可支配性的收入。舉例來說：東西太多又沒有足夠的時間處理？那就去買更多的東西來收納。

＊＊＊

自從一九七八年成立以來，「容器商店」就在美國消費者的面前，懸著型格整理救恩的應許。衣服、照片、廚房用品、禮品包裝紙，幾乎每一個現代家庭所需要儲存的任何物件，都能在這裡找到對應的方式。它鼓勵你購買對的儲存容器，然後終於成功的馴服堆雜。（別管購買更多東西來處置太多東西的邏輯問題。）

近藤麻理惠建議她的粉絲，將鞋盒和其他手邊的現成物加以改裝，作為儲存的解決方案。近藤不是個極簡主義者，但她也不提倡零購買。二〇一九年，她開發了自己的線上商店。但是，她所幫忙煽動的去雜物狂熱，的確是有益於儲存方案的業務。

容器商店

於三月三十日結束的二〇一八財務年度第四季報告——在近藤的網飛節目播出過後——容器商店宣佈其合併淨銷售額達到二點五三二億美元，比起上一財務年度第四季的數字，躍升了百分之八點八。在一份新聞稿中，該公司執行長瑞弗（Melissa Reiff）將這個業績的增長，歸因於他們對改進並擴展店面和線上供應品的持續努力，還包括了「近藤麻理惠效應」帶來的正面影響，「該效應促使大家對我們主力販售的客製化壁櫥、儲存和整理方案，產生了更大的興趣。」

整理界另一個持續存在的話題，是《真簡》（*Real Simple*）這份雜誌。這份雜誌的刊行，比「近麻理」現象早了十五年，而且撐了下來，哪怕其他亮面雜誌紛紛垮掉，而讀者也轉向逐漸實境節目和極簡主義的播客尋求建議。

這本創辦於二〇〇〇年的雜誌，將他們所主張的「有條理的哲學」，變成一系列關於更好生活和儲存的品牌產品。《真簡》在二〇二〇年的媒體廣告上宣稱，他們的紙本觸及了七百萬的讀者，而受眾有百分之九十為女性（不意外），中位年齡為五十二歲，家戶收入超過十萬美元。這些都是富裕的讀者，而且多半屬於上層中產階級，人生階段處於職涯中期或育兒中期。他們想要可行的建議，來過上雜誌跨頁照片所宣揚的那種家居生活：「更簡單、更有美感、更有意義。」就如《真簡》一貫的使命宣言。

那種情調攪動了「去雜物」的精神面，但雜誌本身設定為家居風格、無威脅性、輕鬆可行的建議。當你瀏覽網站上的「整理」頁面，會看到充斥著「漂亮」和「實用」等詞彙的安慰性清單。我在這一切中感受到一種不懈的歡欣，就好像該雜誌被「拼車共乘」裡那位總為學校烘焙義賣會趕製布朗尼的熱心家長給接管了。

消費主義推動了相關的理念。《真簡》式有條理生活的秘訣，似乎就是去購買更多的東西，也許是給車庫買個滾輪工具車，或是給居家辦公室買一套可愛的儲物箱。當人們被美好的跨頁照片及家居夢幻所迷惑，可能會忘記一件事：《真簡》

如果吸引不到願意付二十七萬美元登全版廣告的廣告商，他們就不會存在了。如果該雜誌想繼續經營，他們的商業模式就得推動產品的銷售。

＊＊＊

不管怎樣，去雜物的熱潮都很有賺頭。當代的女性創業家和維多利亞時代的前輩一樣，緊緊抓住了機會，要是擁有《比頓夫人家政書》名氣的比頓今天還在世，她可能會是一個調查記者，也可能會是以女性居多的「全國生產力和整理專業協會」（National Association of Productivity and Organizing Professionals, NAPO）的會員。

NAPO協會創立於一九八三年，創立者是一群洛杉磯的整理師。現在他們有差不多三十個地方分會和超過三千五百名會員，其中多數為女性。NAPO 提供專業整理師的認證，為這項被視為傳統女性的技能打上專業的標章。不過許多會員沒有獲得認證，也一樣以個人整理師的身分開業。

雖然專業整理師並不收取企業律師級費用，但他們的鐘點費可不容小覷——每個小時的收費從三十五美元到一百二十五美元不等，金額取決於地區、客戶，以及整理師的工作經驗。如果你熱愛整理東西、喜歡與人接觸，而且想要擁有一張有彈性的工作時程表，那麼你不妨以此為業。

改變生活的魔法

任何人只要在現代辦公環境的隔間或開放式辦公室工作過，都會明白按自己的步調在家工作，有多大的吸引力。任何人只要經歷過性別歧視、年齡歧視、種族歧視或其他在職場猖獗的歧視，也會明白靠自己接案工作的吸引力。如果說，矽谷新創公司的科技兄弟文化（tech-bro culture），或輸贏很大的創投界將你排斥在外，那麼你可以自己建立一門可行的生意，而且只需要非常少的經常性開支。

在比頓夫人以她暢銷的家政指南席捲家居界的一個半世紀之後，專業整理已將一套傳統上無償的女性技能，轉化為當代的商機。那為許多人帶來了收入，提供彈性工時，而且不會懲罰你身為（比方說）一個負有家庭責任的中年女性。那相當於房仲培訓所提供給我媽那一代女性的資源。這個工作認可並且變現了婦女長久以來被期望要接受的職責：打理讓日常生活開展的空間。

許多整理師剛開始執業，是先幫其他大到需要一隊整理師的案子做下包。有些整理師自認專精於文件資料的管理；有些聚焦在辦公室；有些主要服務長者和換小屋的客戶，另一些服務那些有孩子的家庭。無論專精為何，整理師正大行其道。人們仍然談論著零售療法，以及靠著購物如何奇蹟般的解除壞心情或趕走壞日子。但是，去雜物已經成為一種新的購物法，這種興奮劑感覺起來很有品味，原因在於它所遞出的轉化承諾——的確是改變了生活的魔法啊。

＊＊＊

在華盛頓特區某個夏天特有的陰沉、炎熱又潮濕的日子，我搭乘長程捷運出城到維吉尼亞州北部的郊區，去見專業整理師史密斯（Debbie Smith）。自從二〇一六年起就是NAPO會員的她，如今已經是華盛頓分會的主席。

我們在泰森斯角的泰森斯廣場碰面，泰森角是該區的商業樞紐。原先在這裡的綠地多半被重整，取而代之的是光鮮的大賣場和玻璃繁多的辦公大樓，整個地區成了購物、商業和汽車的聖殿。在這裡當個行人，感覺很不守本分，而且不止有點危險，這是我從捷運站到賣場的十分鐘路程中所體會到的。

不過，和黛比在一起讓我覺得很自在，哪怕郊區的地貌讓我這個都市人自我感到格格不入。金髮開朗的史密斯給人的印象活潑又隨和，是你會很樂意當親戚或在大學同學中會看到的那種人。史密斯現年六十出頭，先前做過航空安全和保險銷售。如同許多專業整理師，她也是工作很久之後才改行的。在見到她的幾分鐘內，我就發現她有一種讓人安心的本領，這種技能對專業整理師很有用。因為，正如幾乎所有牽扯到堆雜的事，那不只是涉及到東西本身而已。

最重要的是情商

「我發現，專業整理師最重要的特質是情商。」史密斯說。此話呼應了近麻理顧問克魯格的說法。「工作時，你真的需要去體察人家的心情和背景；你會變成有點像個治療師的角色。」

史密斯偏好一種為每位客戶量身定做的整理法。她不堅持要求每個人都要先著手某個特定的類別，像衣服之類的東西，然後從這類東西進入一連串規定好的其他類別。作為變通，她會挑選最容易的起點，以安慰一位因前方任務艱鉅而精神受創或不堪負荷的客戶。最近她協助客戶和她先生將一間大屋換成一半空間的小屋。她將整個過程描述為一種勸說，而非強硬的規定：

我跟他們說：「讓我們從你最少使用的房間開始。然後，在這個月裡，當你動起來的時候，你就能感受一下這個過程是怎麼運作的。把你想捐的、想賣的、想留的、想扔的東西都分開來。一旦你讓那些東西動起來，你就會變得有信心。這會讓你覺得『好吧，我辦得到。』」

這位客戶的先生告訴史密斯，以前他每天早上出門，他太太只要想到接下來要單獨應付的工作，就會眼淚流個不停。有了史密斯的協助，當他在某天工作結束之後回到家裡，卻發現他太太和史密斯一邊做事一邊笑。就像任何必須對付囤物的人會告訴你的，負擔不僅在於這些物事本身的量體，也在於依附在物事上頭的情感，以及必須著手處理的預設。

從專業整理師的角度來看，去雜物成功的秘訣，是幫助客戶在混亂中穩住陣腳。「這不僅是把東西從一棟房子裡弄出去，而是不讓情感和心靈覺得被淹沒和溺水了——甚至要去享受。」這對大多數客戶都行得通。但是，對於所謂「慢性無條理症候群」者和那些囤積症患者，則需要別的方法。據史密斯說，很少專業整理師是專門在服務囤積者的，那些個案所需要的介入技能，超出一個NAPO會員或近藤軍團在做的事。

「囤積是一種經過醫療診斷的心理挑戰，面對真正的囤積，你需要廣泛的背景知識和額外的培訓，如果沒經過適當的訓練、經驗或準備，你真的是會害人多於助人。」她說，「這是個很挫折也很考驗的領域，大多數的整理師都無法從中得到滿足或樂趣。」

對於患有慢性無條理症候群的客戶來說，一場良好的去雜物活動和建立種種合理的系統，並不足以讓他們保持井然有序的生活。這些客戶往往會故態復萌，需要專業整理師定期確認或調整。這些客戶是整理師在爭取的對象，因為他們可以成為很好的長期收入來源，但他們也讓人挫折。據史密斯說，如果你是個整理師，「你會很喜歡列清單。你會很愛把東西從那張清單上劃掉……那種感覺很棒的，好比聽到有人說，『你能整理我的車庫嗎？看看這個車庫。把它騰空吧。』然後你能在六個小時內將一切完美的恢復原貌。這讓你和客戶都很滿意。但是，當你服務的是一位慢性無條理症狀者，你永遠都到達不成目標。」

專業整理之所以吸引史密斯，既是因為她與生俱來的特質——她一直都很愛整理，也在搞家譜，又熟悉專案管理的技巧——也因為她的背景。她成長於一個軍人家庭，這意味著他們從來不會在任何一個地方待上太久。「我是個海軍小鬼，我們每十八個月就搬一次家，而我媽做事非常有條理，她不得不。這個特質真的遺傳了下來。」

搬家工人就要來了

現年九十幾歲的史密斯媽媽，曾經得拉拔四個不到五歲的孩子長大，這件事本身就是一種軍事風格的後勤行動。當你無法在一個地方待上太久，就不會有很多機會去累積太多東西。你變得必須習慣於定期剔除文件和財物。我想起自己的爸媽，他們都在同一間房子住了好幾十年。四、五十年都待在一個地方，會給你很多的時間去積累文件、書籍、衣服、家具、紀念品、工具和藝品等等，而且這些東西幾乎沒有剔除或淘汰的必要。最能逼迫人決定什麼值得留下的契機，莫過於知道搬家工人就要來了。

不同於一些專業的整理師，史密斯並不討厭近藤麻理惠。「她讓整理這件工作登上了頭版，」史密斯告訴我。「她為我們這個行業做了很多事來加以宣傳。」我問到，為何有些專業整理師不喜歡近藤的方法？「他們覺得，她把自己的那一套當作唯一的做法。」史密斯說道。

在她看來，你不需要是一個全面的近藤信徒，也能在她的方法中找到有用的啟發。「你總會認識到有些事是你不想做的，或者有些事是你可以做得更好的。」這種混搭法並沒有流行文化的感染力，但是，考慮到人的無限多樣性，以及人們對自己物事的態度，務實彈性的作法對於身處家居堆雜前線的整理師來說，是有道理的。

即使因應客戶的特定情況來調整做法，生產力和整理專家也會遵循著某些最佳實務的公式，科克薩（Heather Cocozza）如是說。她是科克薩整理暨設計有限公司（Cocozza Organizing & Design LLC）的創辦人，並服務於NAPO理事會。科克薩來自於企業界，在普華永道和IBM有過豐富的專案管理經驗。現在，她和她的公司為許多住宅和商業客戶提供整理事務和生產力方面的服務。我在華盛頓特區西北部一家星巴克和她見面，想多聽她談談工作。

科克薩本人讓人覺得很溫暖、樂於助人、而且在工作上準備充份。我很容易想像她是如何協助一位壓力很大的客戶，妥善的歸整幾十年來積壓的檔案。如同許多整理師，她一開始也是服務在住家整理方面需要幫手的個體戶，但是，她現在服務許多的機構，包括了一個大型博物館群。

我驚訝的得知，從一個整理師的觀點來看，住家和工作場所這兩種領域，其實帶來了相似的挑戰。科克薩發現這種轉場很容易做到。「當時我已經在人們家裡和他們的居家辦公室使用這套系統來運作，所以我不用改寫任何東西，「我只是做我原本就在做的事，但把它應用在更大的規模。」她告訴我。

科克薩感謝兩本經典的整理書籍啟發了她的方法，那是摩根斯坦（Julia Morgenstern）撰寫的《從內到外做整理》（*Organizing from the Inside Out*），以及亨普希爾（Barbara Hemphill）撰寫的《馴服紙老虎》（*Taming the Paper Tiger*）。這兩本書提到的基本策略很有道理，那就是建立一種合理、可以持續的高層次系統，並且照著去歸類、標記和丟棄。

「一種住家的典型分類，會是你的財務記錄、你的生活方式記錄，和你的生命記錄，」她說。「如果你有在做生意，你的業務記錄會需要另外處理。」如果這種分類聽起來很直截了當，請想想你平常在每一天、每一週或每一個月裡出現的大量分心干擾。專業整理師不僅會建立起一個系統，還會指導客戶撥出時間來維護它。

「大多數我所服務的客戶，他們之所以來找我，都是因為至少有一到三件事情，是他們真的很想做，而他們就是找不到時間來做，」她說。「他們感到挫折。」正如同我從其他整理師那裡聽到的，這份工作還需要認識到，人們經常有一些強烈的感受，會阻礙他們的前進。科克薩服務的許多客戶正在轉場中，例如面臨辦公室重組或退休生活。四十年的辦公室檔案所代表的，既是一生的成就，也是整理上的挑戰。要加以歸整，需要在情感上堅強起來，並且走入記憶長廊；這和面對一堆家庭快照和紀念品，沒有什麼不同。

雖然當代的辦公室和住家仍然包含了許多需要馴服的紙老虎，但數位檔案和系統在科克薩的工作量中占了越來越大的部分。科克薩告訴我，數位檔案帶來的一大挑戰是，它們經常屬於多個員工或部門所使用的不同系統。要讓一個共用數位系統行得通，使用它的每個群體都必須參與其中，並且商定標籤和分類。混亂會自發性的出現，而建立起秩序，則需要幫手。

＊＊＊

隨著NAPO會員數量的增長，世面上關於整理的自助書籍也越來越多。歡迎來到這樣的一個時代：每個自稱幸福研究者，都能靠著你偷閒時享用一杯夏多內白酒時所體會到的那種打理智慧，來建立他們的職涯。

我第一次聽到魯賓（Gretchen Rubin）的說法，是在NAPO播客《脫穎而出》的這個節目，這個播客談論的內容，聚焦於如何經營一家小型企業。我之所以對魯賓印象深刻，是因為她所提出的建議——透過書籍和電子報及她個人的播客《跟格雷琴・魯賓一起更幸福》發送——有抓到現今主流整理和生產力想法的基調和風格。在NAPO播客上，魯賓提供的建議很合情理，幾乎無可辯駁。我聽那一集節目的時候正在健身房跑跑步機，而且發現自己點頭同意。

喜歡、需要，會用到

下不了手一次用力清空你的壁櫥嗎？那就從半邊擱板開始吧，然後從那裡做起。〔好的。〕你是在被一大堆精選物品圍繞的時候，才顯得容光煥發嗎？享受豐裕一點都不可恥——「豐裕」是魯賓很喜歡的詞——只要那是用心挑取的。〔有道理。」你擔心，老闆相信乾淨的辦公桌象徵著有條理的做事方法嗎？你可以放心的理解，或許你正是那種需要有一定數量的東西擺在周遭，才能把工作做到最好的創意人，無論你那極簡主義的老闆怎麼說。〔碰到過。〕……

人們一定對魯賓的建議很有感，因為我需要排隊登記，才能從我家附近的華盛頓特區圖書館分館借到魯賓的著作《這樣開始也不錯，擺脫束縛的一年》（*Outer Order, Inner Calm*）。這本書是關於她如何過上幸福生活的長期研究，這個計畫到目前為止已經產出了五本書，以及截至二〇二〇年五月的兩百七十五集播客、影片課程、工作坊，以及更多更多更多。

這本書值得那樣等待嗎？這本書最終證明是一本輕快而舒心的兩百多頁讀物。我發現，我很難不同意裡頭講的任何東西——不過，要是沒有記下一些摘文，我會幾乎什麼都記不得。「在幸福生活的情境中，凌亂的桌子或擁擠的外套櫃是個微不足道的問題——但是，掌控好生活中的雜物，往往讓人更容易覺得對整體的生活更有掌控感。」魯賓寫道。

無論你喜不喜歡近藤，你很可能都會對她提出的作法有點意見。但是魯賓的建議不帶冒犯性，所以很難被批判，她為讀者提供的，就像一位明理的姊妹淘給你的決策準則。「當你試著決定某項所有物的命運，問問自己：我需要嗎？我喜歡嗎？我會用到嗎？」

＊＊＊

人們是怎麼把自己搞到這麼忙碌，被淹沒於雪崩的消費品，而讓這些建議高手和整理專家有生意可做？我有一連串的理論：人們這種對於堆雜和甩掉堆雜的執迷心態，提供了一種途徑，讓人們在生活感益發數位化之際，重新連結到物體的世界。人們靠著做整理和去雜物，讓自己忘卻正活在人類世，以及威脅到自我存在的環境——燃燒的地球、第六次大滅絕，致命的瘟疫、流氓國家手中的核武、自由民主的崩塌、公民社會解體，以及國內外煽動家的崛起。

去雜物的作為和踐行極簡主義，是一種集體的自我舒緩，有助我們抵抗席捲美國的焦慮大流行，更不用說，有時候把所有的衣服通通堆在床上，然後重新想像你是個怎樣的人，或者是你想成為怎樣的人，也是一種很好玩的事情。

所有的這些理論，都指向同一個結論：永無止境的反堆雜戰爭，代表人們渴望從生活不可預測的混亂中，找到秩序。無論是誰在宣揚，那些關於如何過上有條理（從而更幸福）生活的當代建議，大多都鎖定在個人的習慣和選擇。我也在這類整理工作中看到一個更大也更危險的訴求：有條理的生活可以提振生產力，那相當於美國生活的聖杯。把生活弄得有條理，你就會成為晚期資本主義引擎裡一個更有效率的經濟齒輪。

找到秩序和條理

在家裡，為生活空間去雜物，會讓你成為一個更有生產力的團隊成員；那會釋放你寶貴的時間和有限的精力去購物、或拼車共乘、或做好重要的家庭三餐。在辦公室，清理辦公桌會讓你成為一個更好也更有效率的員工，為你的僱主做更多事、創造更多的利潤。在零工經濟中，那個僱主常常就是你自己。NAPO的成員終歸都是小企業主，而小企業主正是美國創業家之本。別忘了NAPO的「P」，就代表「生產力」。無論在工作中還是在家裡，要到達生產力的應許之地，都需要大量的時間、精力和勞動——其中大部分仍然來自女性。

我問過NAPO協會的史密斯，為什麼多數的專業整理師都是女人。「我認為那種特質刻在她們的DNA之中，」她說。「女人喜歡理出頭緒，而男人喜歡修理。」據她所說，這種分工也許是天生的，也許來自於我們是被怎麼養大的。

二〇一九年九月，我應史密斯之邀，參加了NAPO華盛頓特區分會的秋季啟動大會。與會者有八十個人左右——我聽說這場人數創下了紀錄——當中約有七十人是女性。至於在場的男性則多半是垃圾清運業者或古董商，並以NAPO會員的商業夥伴的身分赴會。

在一頓外燴晚餐和人際交流之後，與會者開始聆聽庫塞克（Susan Kousek）的報告，此人是一位專精時間管理的資深專業整理師。「做決定，是我們很多客戶的一個很大、很大的難題。」庫塞克說道。管理好你的時間，你就能保持有條理；一旦讓那項執行功能滑脫，事情就會散掉。她提醒聽眾，整理師如今需要意識到客戶可能有的心理問題和疾患，包括了ADD、ADHD，慢性無條理、囤積症。

不過話說回來，生產力才是主角。整場報告裡，頗有一種「整理師啊，整理好你自己吧！」的調調。「生產力和時間管理密切相關，」庫塞克說，「那不僅適用於客戶，也適用於每一名整理師。如果你是一個自雇者，而你又在浪費時間，那麼你只會傷害你自己。」

當我在會後和一些整理師閒聊，有個主題突然冒了出來：他們多數人都是經由人際紐帶，才進入堆雜清除的領域；會入行成為一名整理師，都是從幫忙朋友和家人清理壁櫥或大屋換小屋的契機開始，然後才發現自己頗為擅長此道。他們喜歡幫助別人。這些人當中，有不少人有著一份常規的辦公室工作，只是把整理業務作為兼職，然後隨著客戶基礎逐漸穩固，自己才離開原本的職涯，轉換到以整理業務為全職創業。然而，在談話中，史密斯明確表示，成為一名成功整理師所需要的待人技巧，可能會製造出麻煩的道德和私人問題。客戶是付錢給整理師來處理那些無條理的事，還是成為實質上的朋友或知己？

由於相關工作牽涉到很私人的面向，而且經常發生在人們最私密的空間、臥室、壁櫥，以及人們存放藏匿秘密的空間，或是在人們捨不得卻又不願面對的東西之間，因此整理師必須堅定的設下界線，以平衡同情心和個人的情感。如果有個情況需要用上某位整理師所缺乏的技能或訓練，那麼，是時候將客戶轉介給別人了。

當我想到我媽，還有其他得應付清空工作的朋友和親人，還有近藤麻理惠節目和《囤積者》節目上的那些人，以及所有求助於整理師的人，讓我感到震驚的是，有好多人都想要——需要——某種外部的介入或協助，以擺脫困境。我們正淹沒於某種體系的副產品之中，這個體系把生產力擺在優先地位，並鼓勵大家成為消費者。這就是現代世界之道——得到、甩掉、再來一次。

不幸的是，那個等式中「甩掉」的部分，要比跑一趟「好心願」，或打電話給垃圾清運業者，還更複雜得多。

第六章 最終的去處——囤積作為垃圾和生態災難

- 物事的生命週期
- 回收量大於拋棄量
- 當代撿破爛
- 免費萬歲
- 垃圾清運創業論
- 棘手的家族爭執
- 裝載的藝術
- 太平洋大垃圾帶
- 廢棄物的全球交換體系

正如我在這整本書中指出的，囤物的習慣感覺起來很私人。書籍、文章和電視節目經常將這種現象當作是一種個人的失敗來看待：你打算怎麼處置你所積累的這一切垃圾？

有很長一段時間，我都把我媽的處境怪罪到她一個人的身上。那一車車被法蘭克拖走的堆雜，就代表了幾十年來差勁的決策，也是多年來在不明智的財務和情感選擇之下，所積累起來的無用品。當我用更高的角度看待堆雜——當我終於可以釋懷地將我媽這個案例和其他大大小小的消費者生活史並列——我才開始發覺，我媽並不完全是她自身災難的罪魁禍首。

包括了個人的決定、習慣和神經質，都很有關係。沒人逼我媽買下幾十雙高檔鞋或幾百本廚藝書。但是，當你所身處的文化在十年又十年裡、一再而再的透過眾多擴音器對你呼喊著「買啊！」，想要抗拒東西進門，也就難上加難了。把全部的錯都怪到個別的消費者身上，等同於忽視了一件事：我們處於在一個讓消費者在其中做決定的經濟結構與規則的網絡。

物事的生命週期

同時，這種不公平的偏頗見解，也忽略了一個逐年愈發迫切的問題：我們應該如何考慮我們所製造、運輸、購買、儲存和丟棄的那一切東西的生命週期？這個想法很令人不安，但所有啟動並加速現代消費經濟的貨品，都來自於某處——許多的某處——而最終也得去到某處。

那個讓我媽這類消費者很難和他們所買物品建立健康關係的系統，已為它所推動的過度充裕的景況，提出許多暫時性的解方。根據《路緣》（*Curbed*）雜誌二〇一八年的報導，那些無法將所有東西塞進房子或公寓的人，可以求助於一年三百八十億美元的自助倉儲業。這個行業在全美有超過五萬個場所，用以維持約二十三億一千一百萬平方英尺的出租空間。物色、點擊，然後存放。

一門好賺的點對點副業就這麼冒了出來：把你家裡或車庫的存放空間，出租給別人存放堆雜。二〇一九年《衛報》的報導將之稱為「無生物的Airbnb」。這在我聽來很要命，畢竟我家曾經必須收納並存放自己製造出來的外物。但正如《衛報》所指出，有好幾家新創公司，如今積極的推動這種倉儲分租，例如英國一些城市的 Stashbee、法國的 Costockage，加拿大的 Stashii，以及現在擴展到美國的澳洲新創公司 Spacer。

Spacer 提供了一個平台，讓停車位可以自由出租，也提供刊登的機會給閣樓、地下室儲物間和其他合適的地方，這些場所統統讓你可以倒進你的零零碎碎，直到你能夠去處理為止。Spacer 的創辦人是澳洲人羅森巴姆（Mike Rosenbaum），他告訴《商業內幕網》（*Business Insider Australia*），他的啟發來自於讓 Airbnb 和 Uber 等服務蓬勃發展的共享經濟。他企圖讓 Spacer 成為一個全球性的空間市場，迎合著全世界住所越來越小的趨勢。「所以最大的問題，就是你想把你的東西存放在哪裡？」

我搜尋過 Spacer 總部所在地雪梨的待租倉儲空間，得知每個月只要花四百八十澳元，就能租到某人公寓裡的一個次臥室——只能放雜物，不能住進去。一千五百澳元，就能租下一整個地下室來裝東西；週間上班時間和週六早上八點到十二點都可以存取。（更誘人、但有點令人不安的，是新南威爾斯州一個「書籍和葡萄酒儲藏箱」，每個月要價九澳元，並附帶保證，這個場所不會探究你箱子裡存放的內容物。）

無論價格範圍如何，Spacer模式都很符合共享經濟模式。共享經濟通常被聯繫到千禧世代，但對於較長者和較幼者來說，也越來越熟悉。如果可以用租的，就不必麻煩去擁有，無論那是汽車，還是一個存放裝備的地方。這項策略能和一種從開始就少積累些所有物的努力攜手並進；話說回來，如果你有個負擔得起的空間來存放任何多出來的餘物，那麼你要誠實去面對你那永無止盡欲望的時間點，就會一直拖延下去。

當然了，那種考慮總是要來的，遲早而已。到了那個時刻，那個造就現代堆雜的體系，就會真正崩解。

回收量大於拋棄量

要是二十一世紀的城市有亨利・梅休式的街頭小販，對消費者和地球來說，都會變得更好。在華盛頓特區，我們有「好心願」和「美國退伍軍人協會」、路邊單流回收（single-stream recycling），以及市府資助的堆放場，讓居民可以在此傾倒那些可堆肥食物廢棄物。另外，還有法蘭克和他的粉紅色傾卸卡車，以及「1-800-GOT-JUNK」之類的大型垃圾清運事業。華盛頓特區居民也會利用自助倉儲單位、克雷格列表、Nextdoor之類的鄰里郵件群組，以及國會山家長這類社群團體，來處理生活周遭的可回收物。至於許多不要的書架、椅子、檯燈和廚具，依然淪落到城市的路邊，通常在幾天內就會被帶走。「小小免費圖書館」出現在我家步行距離可達的街區，而附近的公共圖書館分館，依然天天英勇的擺出已經騰空的藍色捐書箱。

但是，廢棄物品的流出量，遠遠超過那些準備好加以吸收和重新安置或變更用途的出路。沒有人會帶著推車或馬車到街道上來收羅破舊或過時的衣服、不要的家居用品，以及那些可能還能用的住宅拋棄物。

事實上，當代的美國文化並未放棄撿破爛。有個健康的產業二手交易至今依然存在，被記錄於哈本（Jake Halpern）在二〇一九年為《紐約時報雜誌》所撰寫的一篇深度文章。哈本跟著一位專業撿破爛人士佩斯里（Adrian Paisley）在水牛城及郊區巡訪，後者是去探找銅線和銅管及廢棄電器、鋼琴等廢棄物中某些具備產業價值的材料。如今中國拒收美國的塑膠和紙類垃圾，卻渴望得到廢金屬，因為中國為了提升產業生產，卻同時耗竭了自身的資源。

哈本將水牛城等「鐵鏽帶」城市的廢棄產業建物，形容為一種城市規模的堆雜：

隨著這麼多的產品如今都在海外製造，無數的工廠都荒廢了，許多我們曾經光顧的商場和零售店也關門了。簡言之，我們有太多的垃圾，都來自於我們所丟棄的物件，同時，我們也有廢棄的基礎設施，它們是曾經用來製造和出售這些東西的本源。

當代的撿破爛作為，仰賴於產業製造的丟棄物。像佩斯利這樣的撿破爛人士，以及他所銷往的大型拆卸行，已經找到方法讓一些建築堆雜重新投入流通。「隨著時間的演進，拆卸業者重塑了水牛城的面貌。這座城市之所以倖存，有部分是靠著吞噬自己。」哈本寫道。從一九九〇年代後期開始，隨著中國對金屬的需求增加，突然出現了誘因，讓人去清拆和拆卸水牛城的棄置房屋、工廠和產業機械。被撿拾和撈取的物件不僅鋼琴和空調機，還有關門大吉的鋼鐵廠和禮堂。

當代撿破爛

根據哈本從「美國廢料回收業協會」得到的統計數據，有超過五十萬的人口從事拆解業，這遠遠超過了擔任程式設計師、網站開發員、化學工程師和生醫工程師的美國人數的總和。

因此，這麼想並不瘋狂：如果我們能將撿破爛業放大到整個建物的層級，那麼我們也可以再次將它縮小到鄰里的尺度。想像一下，使用和再利用的平衡，可以如何從狂買狂扔的心態，轉往永續發展的願景。而在某處，總會有個當代的梅休等著記述這種事情的發生。

同時，我們仍然身陷於種種不完善又不完全的再造和再生體系。去雜物運動雖然目前很風行，但就像一種孤獨的追求，而不像是哈本所描述的龐大回收、改變用途式的經濟的一部分。去雜物讓物主開始對抗物品，來一場意志對抗惰性的較量。打了勝仗的去雜物者應該如何處理戰利品？

依據我必須告別的東西，我偏好的方法是路邊寶藏法：我把不要的物品放在門前的馬路邊，附上一個「免費！」的笑臉標誌。如果它是一件電器用品或電子產品，那就再加上一個給人信心的「還能用！」標誌，催促那些猶豫不決的人把東西帶走。

人們會拿走幾乎任何免費的東西。我有時會偷偷潛伏在窗邊，希望看見有某人正要拿走我的東西，尤其是那些有沒什麼機會的物品。你會很驚訝的發現，有些東西其實很搶手。多年來，我們已經脫手了燈具、書架、一隻腳搖搖晃晃但還很好坐的躺椅、各種各樣的玩具和派對小物、書籍、CD、燭檯，靴子，甚至還有一盒冰箱磁鐵，那些磁鐵是我多年來出差收集的，但隨著時間過去，它已經失去當時讓我在機場禮品店搶購的魅力。我放了一盒在路邊，並不真的期待有誰會拿起，但那天結束前，整盒都空了——真可謂免費無敵啊。

這種草根體系還能測試出一群互不相識的人，是如何進行不見面交易。少了「免費！」標誌，會讓人很難判斷某件物品是否真的被作為贈品放在路邊。我有位鄰居在路邊放了一箱花園水管，當時她正在等搬家卡車過來收走，結果，水管被人整箱給帶走了。對方可能不知道那些水管並非供人自取的。

路邊經濟的用處有個更大缺點，就是太容易撿回多於所丟棄的。所幸我家的流出量還是超過流入量，但也只是勉強超過一點。但是，誰能抗拒去拿一把超好的庭院傘來搭配自家庭院的桌子？或者是，那些住處地板上堆疊著一堆堆書籍的人，哪裡有辦法對一件堅固的書架說不？

我先生已經開始害怕我傳簡訊向他通知我的最新發現，因為他很可能會被召喚過來幫忙搬運，以及偶爾總會有個不管什麼樣的物件，體積大到需要綁在車頂上。我特別自豪這些發現，以及將它們搬回家所需要花的力氣。這些免費品很多都非常有用，有些再次流落到路邊，但是，去拿走它們，只有偶爾才是出於真實的需求。可是，它們是免費的啊！有哪個消費者能對這樣的便宜說不？

從堆雜到路邊的生態循環，並不適合所有的環境，它需要有一定的居住密度，才能發揮到最好。這個體系最適用於城市和人口稠密的郊區居民。像我家這樣的排屋住宅區，人車往來頻繁的程度，能為我們這類家庭送出的多數的物品，也帶來川流不息的潛在接收者。相反的，住處之間的距離越遠，就越不可能有人經過，來帶走一件躺椅。

免費萬歲

網路的興起，將這種「出讓經濟」推上一層樓。我家多年來隸屬的「國會山家長郵件群組」，就像一處虛擬的線上市集，有許多貨品在這裡被交換和出售。很多時候，訊息的主旨都以「免費」或「待售」開頭，有人贈送嬰兒睡袋和運動裝備、覆盆子茶葉之類的食物櫃、被造景工程移走的繡球花和杜鵑花、復古風格的過道瓷磚，甚至是母乳。

那些想尋找特定物品的人——學校勞作需要用的咖啡罐、空的搬運箱、二手自行車、舊電腦需要的全新未使用充電器——也一樣經常透過發文，找到他們所徵求的東西。這是個令人滿意的貨品配對轉盤，也是一條流動的東西之河，將堆雜從空間逼仄的房子裡沖走，使物品重新流通。有些物品還會一手過一手。要是郵件群組沒有替特定的物品找到去處，那麼還有網路這種服務，能為出讓品提供一個廣大的平台。舉例來說，非營利組織經營的「免費回收網站」，就像一處虛擬的路緣，你可以把不要的物品擺放出來，送給附近需要的人。

「免費回收網」成立於二〇〇三年，比目前流行的永續風潮早了十五年。這個非營利組織宣稱在全世界擁有超過九百萬用戶，群聚於超過五千個在地群組。它們的宣言切中了「可持續生活」的要點：開創一種全球共享的運動，來減少浪費、節省寶貴的資源，並減輕垃圾掩埋場的負擔。

不過，就連「免費回收網」也無法避開那些到處纏人的推銷訊息。當我瀏覽「免費回收網」網站，有個名為J. Crew的彈出式廣告跳出來，催促我買一件連衣裙，還保證我的衣櫥會感謝我。（我的錢包可不會。）我試著不要一直意識到這有多諷刺：一個致力於共享經濟的網站，居然要依靠鼓勵消費的廣告來求生存。

我從來都不是「免費回收網」的忠實用戶，但我會花時間搜尋那些發在華盛頓特區群組的「徵求」和「出讓」的列表。出讓的東西太多了，豐富到讓我充滿驚訝和絕望。這麼多的時間、勞力和金錢已經投入到生產和購買貨品，而有更多的時間和精力，要投入經營管理它們。不過，我應該很高興它們沒有被掩埋掉，或被傾倒在某處的樹林裡。

＊＊＊

「路邊寶藏法」和「免費回收網」無法吸收的東西，最終往往會被送到「好心願」之類的大型收贈事業。早在「近麻理」熱潮興起之前，跑「好心願」就成為許多美國家庭週末生活的一部分。一整年，我家都在前門的附近放著一個袋子或箱子，用來收集那些穿不下的衣服和不要的零零碎碎。當我們累積到一定的份量，就會將它們打包，帶去在地的節儉商店。

儀式性的家戶清理，有著悠久的歷史，許多人仍習慣在春季或秋季大力歸整內務。這是一種對堆雜的儀式性清除，這種儀式的終點，涉及到以慈善之名將堆雜全部裝袋捐贈——或者，使堆雜成為別人的問題。

雖然「好心願」不打著宗教的旗幟，但它的出現要歸功於赫姆斯牧師（Rev. Edgar J. Helms）。這位具有社會意識的波士頓衛理公會理事長，在一九〇二年創立了「美國原始節儉組織」（America's Original Thrift）。赫姆斯主張的「授之以魚，不如授之以漁」理念，很適用於今日的「好心願」，該事業為需要幫助的人提供工作培訓和就業的機會。

於是，理論上，「好心願」提供了一種無罪惡感的方式，讓人能夠淘汰掉那些不要的東西。捐贈者很欣慰的想著，他們那些太小的匡威鞋和過氣的牛仔褲不會落得被掩埋的下場，就像二〇一三年美國人倒進垃圾堆裡的一千兩百八十萬噸廢織品那樣。然而，每次我把一整車我媽的丟棄物帶到「好心願」，都會看到堆積如山的雜亂捐贈品。我心想：它們到底都去了哪裡？我不是第一個這麼問的。關於我們拋棄東西的這個問題，甚至催生了一門學問，著眼於我們甩掉什麼東西，以及為何甩掉東西的議題：「丟棄研究」。

垃圾清運創業論

「好心願」各種貨品都收，但不能也不會每件東西都收。然而，垃圾清運業者就會收你願意付錢丟棄的任何東西。

經營「後車廂垃圾」的垃圾清運業者科恩（Frank Coyne），有點像維多利亞時代的街頭小販，至少在創業精神上如此。如同古早時期的那些前輩，他也幫忙彌合消費品生命週期中的一些間隙。但是，這種交換經濟的性質已經移轉，如今消費者是付錢，請人將他的丟棄物運走，而非藉此收錢。

法蘭克是個性格隨和開朗的傢伙，現年四十多歲的他，有兩個正在上學的孩子，還有一群老客戶，這意味著他不用到處去招攬生意。很久以前，他從事金融服務業，並且攻讀MBA學位，但他後來不幹了。他會涉足垃圾清運這一行，幾乎是場意外。當時他開著一輛皮卡車，常常在週末跑城市傾倒場，去甩掉他手上一間待修房的建築碎片。

「我每個週末都會去傾倒場，丟棄我那個房子的清拆碎片，而且每次都碰到同樣的那群人，他們看起來像靠做這個謀生。」當時我們在一家咖啡店談論他在垃圾業的奇遇。法蘭克說，一開始要說服人家付錢給他把東西運走，是很困難的。將近二十年後，他有了興隆的生意——外加一身疼痛。「這種生意很好賺，」他說。「但也傷身體。不過我覺得我們混得不錯。」

法蘭克的公司在一個由「垃圾王」（Junk King）和「1-800有垃圾嗎」（它們為人熟悉的藍色卡車會開往《囤積者》節目裡的堆雜現場）等加盟品牌稱霸的行業裡，占據了利基。法蘭克的營運規模小，這讓他能夠花更多的時間來分類和處理他所拖走的東西。客戶會請他來處理，有部分原因，是因為他們知道法蘭克會盡量把他能捐贈和回收的東西都捐贈和回收掉。

當你預約上門服務，法蘭克和他幾個幫手就會現身於一輛有凹痕但很堅固的粉紅色傾卸卡車。法蘭克負責安排工作，並進行大部分的溝通，而他的組員則沉靜而有效率的執行工作，並以令人印象深刻的幾何精準度來裝載那輛粉紅色卡車。在卡車上，沒有哪個角落不被塞滿了東西。然後，他們把一車的東西拖到某個垃圾回收站或轉運站，去進行分類和丟棄。

法蘭克和他的夥計幫我清空了我媽的房子，他們工作時，帶著殯葬業者的審慎態度——很適當，畢竟這項任務在我感覺起來就像個葬禮。他們並不評論房子的狀態或混亂的程度，他們只是收拾打包，保持尊重的態度而不發問。這一切讓這件困難的事變得稍微容易些。後來，我問法蘭克，我媽的房子到底有多糟？應該是他所見過的案例中很糟的那種吧？

「喔，沒那麼糟。」法蘭克抱持著一貫的寬容態度。據他描述，有些房子從地板堆到天花板的東西，讓人根本無法穿過任何廳室，而有些房子，他和組員還在一大堆的雜物之下，發現了動物的屍體，包括負鼠和狗。我媽的堆雜雖然在我感覺起來就像一場災難，但還排不進前十名，甚至排不進前一百名。

一場清空，不僅需要保持圓融的心態，也需要肌肉。法蘭克和他的組員每天大部分的時間都在拖拉、搬抬和卸載每種可能從住家和辦公室被扔出去的物品。桌子、沙發、床墊、書籍、唱片、鍋碗瓢盆、舊電器——凡是你想得到的東西，「後車廂垃圾」一幫人很可能都拖運過。他們無法什麼都收，例如危險物品就需要特殊的處置，而法蘭克不想讓他的組員冒險。

天天做清運，其實很傷身體。回想一下你上次自己搬的家，以及隔天的感受。然後想像一下，這種吃重的工作讓人整天幹、每天幹、反覆地幹；這也是堆雜讓人付出的代價。「我不騙你，一直到好幾年前，我一天都得吃上二十五顆安舒疼（Advil）止痛藥來度日。起先覺得沒什麼。你知道，我真是太蠢了！當時的心態是：我覺得身體很好，這樣很棒，而且我正在賺錢。」

如今他提醒組員，工作時要放慢速度並調整步調，他變得更留意要接什麼工作，以及拒絕拖運什麼東西，像建築碎片之類的。「我們再也不搞廢石了，」他說。「我們不搞混凝土了。我們現在盡量避開鋼琴和熱水浴池。」這無疑減少了大大小小的身體疼痛，但累積的傷害已經造成。他懷疑他幾年前患上的氣喘，和他載運建築碎片時吸入的顆粒物有關。法蘭克當時沒想到要戴口罩。「現在我們的口罩真的戴得很牢，但損害已經造成。」他說。

棘手的家族爭執

需要考慮的，還有情緒上的重活。法蘭克和他的組員應對客戶時，必須隨時保持尊重的態度。他們知道清空房屋的過程，往往會觸發強烈的情緒。法蘭克能夠理解這點，而且加以體諒。有些客戶需要花個一分鐘或者數分鐘，去處理那些要搬上粉紅色後車廂的物品所激起的回憶。但是，法蘭克也有行程要趕，而且經常一天當中有很多件工作要完成。

「這太難了，你走進一個住家，又不知道家族成員的個性，而你有一件排定三小時要完成的工作。」他說。「總是有這種緊繃的差事，就像如果你說錯話、或是不小心做錯事，會不會讓客戶流淚或生氣？」

有時他會在幾天或幾週後，接到有客戶的親戚打電話來說，想知道他們另一位家族成員打包的特定物品怎麼樣了。這些人還以為法蘭克有個倉庫，可以暫時存放他所拖走的東西。（並沒有。以他的營運規模來說，這種作法並不可行。哪怕他真的想留下東西。當然，他也不想就是了。）法蘭克說，在由我一個人應付的情況下，他和他的團隊相當容易做決策。但也很多時候，他們被捲入一場關於留什麼和丟什麼的家族爭執。

他回想起一件小家具——是一張邊桌吧——那個家族裡，有一位手足一直叫他要搬上卡車，結果另一位手足跑了過來，叫他再拿下來。然後第三位手足跳了出來，就這樣爭執不休，最後別的房間還出現了尖叫聲。他說，「一大堆的兄弟，他們從來都處不好，尤其是在這樣的時刻。他們對每一件小事都意見不合。」

他記得某一回，有一件安排兩天來完成的工作。「我們到了現場開始搬運，而這位女士客戶就是接受不了。」她又哭又叫，最後把組員都趕走了。原來，這位女士的家人沒有知會她，就做了清除的規劃。「這是他們的錯，」法蘭克說道。「他們家人以為那是最佳處理方式。」

然而，在過去的五年左右，法蘭克注意到一項巨大的改變：他和他的團隊比較少碰到苦惱客戶和極端的堆雜了。他歸因於整理師和大屋換小屋專家的興起，這些人不僅處理大量積累的東西，也在整個過程中，處理個性和情緒。「如今他們才是第一反應者，我們只是後援。我們依舊幹著所有的重活，但現在他們承擔了情緒上的重活。」他說。

當每一件東西都被裝載到粉紅色卡車上，而客戶也已經退出了畫面，挑戰可還沒完。法蘭克的團隊要盡最大的努力，從無法挽救的東西中揀取可回收物。在垃圾清運業，這種揀取有時被稱為「垃圾掩埋場分流」。但是，沒有誰能保證，越來越超負荷的寄售商店和非營利組織會拿走家具或其他有用的物品，即使那些東西的品質很好。

裝載的藝術

裝載卡車是一門藝術，不僅要避免浪費空間，而且要把物品不因此被掩埋的可能性給最大化。最好的品項——那些堅固或有價值到讓寄售商店和非營利組織感興趣的——最後得以被搬上卡車，以期「好心願」、「美國退伍軍人協會」或「更大圈回收中心」(A Wider Circle)的決定者會先看到，而且決定要收。「這些慈善機構都非常忙，人們正在甩掉很多東西。」法蘭克說道。

法蘭克去做捐贈的一個地方，在後方擺著一台巨大的壓實機，一些賣不掉或沒有空間存放的超好品項，也會被倒進去。法蘭克對此顯得十分理解：「我確信他們挽救東西的決心不輸任何人，但我想你沒辦法全部都救。」

在「後車箱垃圾」組員裝載卡車時，他們會把一切安排好，以求行駛安全，接著先去寄售商店，然後再到華盛頓特區某處市營轉運站卸載。這些站點也正在感受著大量丟棄物逐漸漲潮的壓力。在法蘭克從業期間，隨著建設商尋找市區和郊區黃金地段的開發，一些較近的站點都關掉了。其餘的傾倒場變得更加挑剔，或是開始提高向垃圾清運業者索取的費用。有些單位遇到沙發和床墊，還會多收費用。排隊和等待時間也變長了。「排隊排得好長，一切都好慢，一切都堆積起來了，」法蘭克說道。

儘管整理師、垃圾清運業者和寄售商店員工都盡了最大的努力，但許多丟棄物仍然找不到有用的第二春，無法回收利用。別無去處的東西會流落到垃圾掩埋場，因此最初的個人和在地問題，最後演變成國家或國際問題。

幾年前，在一次出差的短程航班上，坐我旁邊的一位工程師談到垃圾掩埋場埋掉了多少能源，等著讓未來的工程師加以開採。然而，在短期間，之所以會有垃圾掩埋場，就是因為有個浪費體系所產生的資源，超過了社會所能使用和再利用的資源。根據美國土木工程師協會（ASCE）的數據，美國人每年產生約二點五八億噸所謂的「都市固體廢棄物」。ASCE估計，其中約百分之五十三會被倒進垃圾掩埋場，百分之三十五被回收利用，而百分之十三被焚燒用來發電。

當某個人受困於一場清空、身陷於一個很困難處理的緊張和壓力之中，那些數字沒什麼意義。我記得，當我請法蘭克來幫忙的時候，有一種擋不住的感覺：把這些東西弄出去就對了。看著粉紅色卡車載走那些不再是我的問題的東西，讓我有種帶著愧疚的解脫感。一旦放棄的東西被裝載到垃圾清運業者的後車廂，它就好像不存在了。然而，它依然存在，存在於某處。

把堆雜當作個人或家庭問題，就像這種文化長久以來所表現出來的，意味著推遲更大的考慮。「我們有必要換個方式看待固體廢棄物是如何被產生、處理和可能用作的資源。」ASCE在二〇一七年的基礎建設評估報告中寫道，「我們必須承認，很多例行丟棄的東西，其實是可以再利用的資源。」

***

許多人都以為，堆雜是一種只會施壓於家居空間的負擔，是一種局限於地下室、車庫、閣樓和居家辦公室的雜物瘟疫。但是，這種瘟疫已經擴散到遠遠超出個人生活和住家的界限之外。舉例來說，戶外看板和郊區蔓延的那些地貌層級的堆雜，造就出擁擠而混亂的環境，在大規模上複製了許多消費者在家裡對付的情況。在最廣泛的層級上，想要更多東西的慾望，已經以人類尚未考慮到的種種方式堆積在地球上——即便後果危急。好比說，快時尚對環境的影響，就已經被記錄在案。

時尚並不需要獨自擔責。大眾市場消費品的生產和運輸，吃掉了生態系統再也無法擠出的資源。便利文化的散布，創造出一種拋棄心態，讓地球充滿了垃圾。那所有的免洗杯和免洗吸管——以及其他被扔掉的一切——都會流落到某處。如同倉儲單位，垃圾掩埋場也創造了暫時性的解方，卻無法解決所有垃圾的處置問題。

太平洋大垃圾帶

「太平洋大垃圾帶」這個議題，近年來得到大量的媒體報導，是很有道理的。這個名稱讓人誤以為有一塊漂浮的塑膠大陸源自亞洲和北美西岸，被洋流攜帶了數千英里之遠。美國國家海洋暨大氣總署（NOAA）和《國家地理》描述說，它更像是一團廢棄物濃湯，而非一座堅固的垃圾島。無論怎麼形象化，太平洋大垃圾帶都代表著一團超大規模的堆雜，顯示了人們不斷製造、運輸和購買廉價東西，所必須付出的代價，而整個過程的每一步，都是很高的環境成本。

二〇一九年六月，《衛報》推出一個名為「塑膠美國」的調查系列。第一期報導了美國塑膠廢棄物的出口，而且大部分的廢棄物都是從路邊回收而來的。根據《衛報》分析，美國每年產生三千四百五十萬噸的塑膠廢棄物，足以填滿休士頓太空巨蛋（Astrodome）一千次。這些廢棄物大部分去了垃圾掩埋場，但以前有約一百六十萬噸的廢棄物會被運往中國大陸和香港去循環再造。（想到我家每週放進藍色回收箱中的瓶子和容器，被裝載到貨櫃船上，運過大洋，讓我很震驚。）

二〇一七年末，中國以污染為由，對大部分美國的塑膠垃圾關上了大門。《衛報》寫道，自從中國禁制以來，美國的塑膠垃圾已經成為全球的燙手山芋，被各國踢來踢去。美國每年仍向海外運送超過一百萬噸的塑膠廢棄物，大部分都運往那些已經幾乎被淹沒的地方。

這系列報導附帶的照片展現了噩夢般的場景，塑膠袋、瓶子等許多垃圾，淹沒了泰國、越南、柬埔寨、菲律賓、土耳其等地社區，埋蓋了村莊，覆蓋了海灘，造成一場吞噬世界的環境災難。一個製造廢棄物，然後將其傾倒在一片大洋之外的體系，無疑是個失衡到危險的體系。

你不需要成為一個「零廢棄」的實踐者，現在也早該明白，回收利用有著種種嚴重的侷限，尤其是作為解決堆雜的答案，以及作為讓地球免於受到過度消費惡果的方式。

在可回收市場不明的情況下，媒體開始檢視那種在許多地方政府的努力教育之下，被許多美國人接受，並視為正規良善的做法。舉例來說，二〇一九年的夏天，芝加哥WGN電視台的一組人搭上一輛「共和服務」回收車，出巡到市郊的橡樹園鎮；當地的居民都在積極做回收。但是，他們收到的東西約有百分之二十到百分之二十五的比例，是不能回收利用的。會發生這種情況，「自以為式的回收」——好心人試著回收那些不適當的物品，例如保麗龍——是原因之一。

此外，「草率」這種基本的人性，也是罪魁禍首。「包括食物的廢棄物、液體的廢棄物，信不信由你，我們還收到了很多的尿布！」一位共和服務成員告訴WGN的記者。那種交叉污染，意味著許多可能的可回收物都得被迫掩埋掉。

《大西洋》（*The Atlantic*）雜誌的記者賽繆斯（Alana Semuels），在二〇一九年三月的一篇報導中簡明概述了這個問題。這篇文章是在談論回收危機是如何讓許多地方政府覺得這個計劃實在太花錢，不像以前，它們還能出售所回收到的物品。舉例來說，在新罕布夏州的富蘭克林，市鎮經理告訴賽繆斯，很多的可回收物如今都被焚燒了，而非被運去做處理：「我們盡了全力要對環境負責，但我們就是負擔不起。」

於是，許多的可回收物都變成了堆雜，也就是成為沒有明確用途的東西。這種回收上的壓力，還碰上了美國正在製造比以往更多的廢棄物。根據賽繆斯的報導，二〇一五年，美國產生了二點六二四億噸的廢棄物，比二〇一〇年增加了百分之四點五，比一九八五年增加百分之六十。那相當於每個人一天製造了近五磅的廢棄物。紐約市去年每天從居民那裡收到九百三十四噸的金屬、塑膠和玻璃，比二〇一三年增加了百分之三十三。結果，二〇二〇年開始COVID-19大流行，把紐約客和其他地方的美國民眾給關進了家裡，產生了更多的廢棄物（一次性手套、濕紙巾等）和可回收物（外賣容器、快遞紙箱），讓已經很緊張的廢棄物處理系統雪上加霜。

想想研討會、馬拉松賽事、招生和就業博覽會、開店活動發放的提袋、水瓶和其他戰利品的數量，那是我們早已習慣的品牌宣傳方式。有些提袋很派得上用場，尤其是在像華盛頓特區這樣對塑膠購物袋課徵五美分稅金的城市。（該稅金用於清理阿那卡斯提亞河〔Anacostia River〕，亦即當地許多塑膠袋過去經常流落的去處。）

不過，關於丟棄物去向的全球性故事，其實要比富國把垃圾都倒給窮國的故事來得複雜。明特（Adam Minter）花了很多時間記錄整條全球性的二手貨長河——從鞋子和衣服到電子垃圾——如何從較為富裕的美國家戶，流到那些比較不富裕的家庭，如何流過國界，如何從一洲流向另一洲。

明特是一名記者兼專欄作家，他的報導現在以馬來西亞為主要根據地。來自美國中西部的他成長於明尼阿波利斯，他的家族曾經擁有好幾座拆解場。他的移民曾祖父在美國從拾荒起家，是悠久撿破爛傳統的一份子。

廢棄物的全球交換體系

像我一樣，明特很好奇，所有那些送到「好心願」的東西，都去了哪裡？在他的著作《二手物》（*Secondhand: Travels in the New Global Garage Sale*）的開篇，他回憶起有一次在明尼蘇達州霍普金斯市跑「好心願」，是去捐贈他已故母親的瓷器。像我一樣，他也很好奇那些捐贈最終會流落何處。他相信那些瓷器會以某種方式被再度使用，那種信念是有道理的嗎？在《二手物》一書中，明特考察了一個極其複雜而全球性的交換體系。

對於許多丟棄物來說，「好心願」原來只是它們漫長旅途的一個中繼站。明特在書中詳細描述了迦納、馬來西亞和其他許多地方的企業家和修理工，如何將興盛於維多利亞時代英國的再使用經濟，形成一個活躍的二十一世紀翻版。

壞掉或受損的電視、計算機和汽車在迦納被翻新、重組或拆解出有用的零件。具有企圖心的商人在美國的「好心願」成批地買下二手衣鞋，然後弄過邊界到墨西哥，去尋找新的穿著者。如此這般進行著。官方通常不喜歡或不鼓勵這種「循環經濟」。明特指出，在已開發國家對哪些廢棄材料可運往哪裡的限制，背後充滿了種族主義和殖民主義；那些限制通常假借保護弱勢之名來推行。正如他所指出的，其中有些限制到頭來證明弊大於利，把仍然有用的材料，從那些其實能發揮利益的人手中給奪走了。

明特也讓人注意到，有個現象會造成堆雜和廢棄，那就是，許多消費品的品質都已經下降了，這限制了這些物品的壽命和可能性。舉例來說，便宜的衣服往往都是低成本製造的，不但更快穿壞，以後也做不了好的破布。因此，在從壁櫥到掩埋場這條越來越短的道路上，產生了更多的廢棄物。因此，消費者可以、也應該盡可能購買高品質的東西——而且用得久一點。「最好的做法就是少買東西。」明特在NPR節目《新鮮空氣》（*Fresh Air*）受訪時這麼告訴主持人。

明特在全球二手回收業報告中提出了有力的論證，證明為了地球及其居民的健康，「修理再使用」的心態必須再次普及起來。「用光、穿破、湊合著過、或者沒有也行。」老話常常這麼說。這種心態有助於重建體系，讓我們過得更優雅、更感恩，並且只依靠那些我們所需要的東西、所珍惜的東西，以及讓我們幸福的東西——而不會在過程中摧毀我們的預算和地球。

後記　變化中的堆雜景觀

清空我媽的房子，讓我清楚的意識到，幾乎任何東西——衣服、廚藝書、晚禮服——一旦不再被使用或照管，就會變成堆雜。在我媽的閣樓裡，我發現了一盒褪了色的情書，是當年人在牛津的我爸寫給正在奧地利留學的她。那些情書，還有我媽一籃子的畫筆和調色盤、幾件小家具，以及其他的零零碎碎，都落到我自己房子後方的倉儲空間裡。有些決定我就是不忍心做，但最終總得有人去做。

最後，許多我媽的東西落得被運到掩埋場的下場。然而，她那些書籍則是另一個故事。我媽廣泛的藏書——自助書、廚藝書、小說、音樂和裝飾藝術相關書籍，以及多到數不清的旅行指南——塞滿超過了六十個紙箱。我送了幾打給在地的圖書館，分批投進藍色郵筒，捐獻給「圖書館之友」拍賣會。

我先生和我租了一輛廂型車，把剩下的箱子穿過波多馬克河，交由一位女士去販售，用以籌錢給學童買書。相比於我送去在地掩埋場的一卡車又一卡車的丟棄物，這種大規模的書籍遷移感覺就像一種重新安置，而非丟棄。我希望，它們從我媽家的幽域中解放出來之後，都能找到新的讀者，並在人類的手中再次活起來。

重新安置多餘的所有物，要比當初買來這些東西，還要費事得多。我努力為任何似乎還有用的東西尋找新家。一整車的辦公用品被送到動物收容所。三十箱的義大利鞋，以及我媽的工作衣裝和晚禮服，被送去一家幫助人重新生活的慈善機構。同樣的那家慈善機構還拖走了一卡車的家具，包括餐桌、兩張床、三個梳妝台、一張書桌、若干書架，以及數十箱的廚具和家居擺設。如今的慈善機構可挑剔得很，而且業務忙碌，我打電話去的時候，只能預約到兩個月之後的收運時間。「我們沒想到會有這麼多東西！」收運日那天，工作組的領班這麼告訴我。他似乎不大高興。

接近結尾時，我接受了這個房子最終也得離去的事實。我們的房仲找了一家房地產銷售公司，他們速速到來，並且舉辦快閃拍賣會。但是，不知怎的，賣掉我媽的東西——那些精緻的鍍金瓷器、我記憶中假日晚餐用的堅實托盤——比捐出去的感覺更糟。

到了苦澀的結尾，也就是賣房的前一天，我還有大約兩千張LP唱片堆在客廳裡。我在鄰里郵件群組裡發廣告——免費送給任何能在當晚過來帶走的人。幾分鐘後，有位開著普瑞斯（Prius）的女士把車停了下來，她將所有的唱片都裝進車裡，說要帶給一個熱愛黑膠的朋友。那個人擁有一家啤酒廠。我想，也許他會真的播放這些唱片。

我媽的房子終於清空了。

＊＊＊

我和堆雜的戰鬥，並未隨著房子的出售而結束。對我而言——對現代世界其他人也是——反堆雜戰爭是看不到盡頭的。

堆雜長久以來都是個實體性的問題，但現在也佔據了數位的世界。在這個重科技時代，數位內容（電郵、文件檔案、照片等）堆積得有如幾乎無形的堆雜。然而，隨著這種新型堆雜不斷積累起來，它們也像有形的堆雜那樣會把人壓垮。姑且將它們稱為「虛擬厚重內容」吧。

二〇一八年，諾桑比亞大學心理學系的英國研究人員發表了一項關於數位囤積行為的研究。他們發現，身處數位世界的現代人，經歷了在實體囤積領域常見的課題，涉及到數位材料的過度積累、刪除這類材料的困難，以及和這種積累／刪除困難所引發的焦慮。

科技既幫助了使用者，也誘惑這些使用者身陷其中，無法自拔。我不會自稱為一名「圖像囤積者」，但據我先生的估計，我們的家庭檔案裡，總共有差不多四萬張的數位照片，而且一直在增加。當然，不是只有我們家這樣。我越是拖延處理這所有的照片，想到的時候就越焦慮。幾乎每個經常使用智慧型手機和電腦的人都知道這種感覺。身處iPhone的時代，感覺就像有無盡的機會讓人去捕捉一切，或是在那個過程中淹沒於數位檔案裡。

我以前都會撥出時間整理每年的照片，為最喜歡的照片打上星號，目的是要建立一系列的集錦或特輯。不過，照片的數量很快就讓我用來整理的時間和精力都趕不上了。一個人或一個家庭，到底真正需要多少照片？有些照片最終被放上社交媒體或經由線上照片平台和親友分享。這些即興的照片檔案，多半永遠等不到有人來歸整、標記和整理。我已經數不清有多少年長的親友，打算在退休之後處理自己積壓已久的傳統相機照片，然後（哇！）從來都找不到或騰不出時間。如果連他們都搞不定幾百張照片，那麼忙碌的數位照片族群就更難成功了。

人們正忙於拍下更多的照片。「商業內幕網」在二〇一七年的統計，那一年，人類在全世界拍攝了一點二兆張的照片——比前年還多出一千億張，其中大多都是用智慧型手機拍下的。這些圖像會被瞬間上傳到Instagram或其他社交平台。它們就像洋芋片，是讓人在當下享用的。

這些照片堆雜創造了新的焦慮（我要怎麼對付這所有的照片？）——還有更多的商業機會（我一個人做不來！）大量的圖像如今有個專門管理的協會，那就是「個人照片整理師協會」（Association of Personal Photo Organizers, APPO）。在APPO的網站上，我一下子注意到有兩個用詞，可以捕捉到任何形式堆雜產生的要件：「豐富」（一個貌似樂觀的用詞）和「混亂」。

資訊整天以數位的形式朝著我們奔來。電郵丟失在塞爆的收件匣；「電郵信箱滿了」這句話已經在無數辦公室被人抱怨過了。文件檔積累在硬碟、Dropbox資料夾和Google雲端硬碟。簡訊和通知越堆越多。幾年前，《華盛頓郵報》作家舒爾特（Brigid Schulte）甚至寫了一本書叫《不勝負荷》（*Overwhelmed*），講述我們是如何總被生活淹沒，以及那種感覺有多麼糟糕。

如同實體的堆雜，這個世界也盛產那些保證幫助我們馴服數位堆雜的生產力專家。例如，「簡化你的數位世界」之類的網站，會分享如何克服資訊過量的訣竅。「收件匣歸零」網站的追隨者則用一種新訓營的方式，把他們的數位生活打理好；不過，也有人將此描述為另一種形式的延宕。這種個人和集體的認知超載，也構成了一種堆雜。包括哈佛大學的胡德（Ann Hood）在內的歷史學家都一再重申，資訊過載原來並非新鮮事：四百多年前的人也曾感到不勝負荷，尤其是在印刷術出現之後。所以一切都是相對的，只是網路和數位媒體放大了整個問題。我預期，這個問題會隨著現代生活數位化的擴展而變得更嚴重。

無論不遠和長遠未來的堆雜會呈現什麼形式——包括數位和生態堆雜——我們都需要具備一種集體轉念來加以應對。近藤麻理惠的人氣，多少來自於她向大家保證，在一個被物事淹沒的社會，仍然有可能在太多和太少之間找到平衡。我們能做出這種轉念嗎？我們能湊合用著較少但更有意義的東西，並且好好照顧最要緊的東西——包括地球——嗎？

我是這麼解讀威廉．莫里斯的規則：學著重新看見物事，無論是因為它具備某種用途，還是你相信它們是美的。他教我們定義用途和美感，也是說，一個物件之所以重要，是因為它建立起來的種種關聯，還是因為它能夠做些什麼？擁有它，必須在時間、金錢或精神和環境健康上，耗費多少代價？想想這些物事的隱性成本和歷史。

＊＊＊

當清空我媽房子的任務落在我的身上，我感到不知所措、生氣，而且完全沒準備好。這是至今我所需承擔的責任之中，最艱難的工作——在身體、邏輯和情感上都是。然而，糊里糊塗的我就像許多同時代的人那樣走過來了，因為我不得不。一旦我甩掉的東西越多，就越容易甩掉更多。

擺脫雜物束縛的我媽，如今住在一家療養院。那裡的房間不大，但無囤積或堆雜，我媽的身邊，只有一些我猜對她最有意義的家庭照片和物件。她從來沒問過我，那個房子後來怎麼樣了。

在拆卸她生活的過程中，我找回了一些失去的東西，碰觸到家族物質史的一些片段，也更加理解多年來我媽是個怎樣的人，或者她曾試圖成為一個怎樣的人。當我決定要留下什麼和丟棄什麼——那本身就是個令人著迷又生畏的過程——我開始另眼看待一些熟悉的物件，並將其奉為過往生活的紀念品，即便我決定要送出去。

我還經歷了某種幻肢症。我所丟棄物事的那些重量，仍然不時糾纏著我。有時候，我覺得我根本沒甩掉過那些東西。在我的腦海中，那些不在場卻在場的物件，保存了以前那個我媽的某種本質。讓我既寬慰又不安的是，我瞭解到，雖然人的本身大於他們的所有物，但那些物事可以在退出我們的生活很久之後，還繼續存在於我們的記憶裡。如同我在本書寫作過程中所瞭解到的一切，我認為這是另一個理由讓人注意要留下什麼和保有什麼，以及選擇哪些是重要到可以相伴一生的東西，而非只有哪些東西是最終要拋棄的。

我向我的孩子們保證，我不會把落在我身上的實體雜亂留給他們。我得努力。我們都要努力。

誌謝

本書屬於一場關於如何與物事相處的宏大對話，整場對話的進行和不斷擴展，藉助了文字記者、歷史學家、精神病學家、社工、整理專家和其他許多人的幫忙。我能將這本書寫出來，少不了他們的研究、經驗和洞見，我盡力在正文和書目中標示出相關的資料來源。這是一批豐富且不斷增長的研究成果。

許多這樣或那樣處理囤物的人，都大方的撥出時間，跟我分享他們的專業，包括安德魯·布朗隊長、格雷戈里·查森博士、希瑟·科克薩、法蘭克·科恩、梅麗莎·克魯格、湯姆·萊森斯博士、珍妮佛·桑普森博士、黛比·史密斯和蘇珊·史特拉瑟博士。我感謝他們與我分享洞見和經驗。

在更為個人的層面，我要感謝所有在我寫作本書時吐露自己囤積故事的人。這些故事——有時很有趣，有時很傷心——提醒我，雖然囤積很容易變成一個笑話（很多「令人怦然心動」的新聞標題！）或者是電視實境秀的素材，卻是一個痛苦而私密的課題。聽到其他人關於堆雜和清空的經驗，幫助我體會到其中的情感深度和複雜性——而且讓我覺得我不是孤軍奮戰。

本書的問世少不了「帶子出版」（Belt Publishing）出色的出版團隊。我的天才編輯丹・克里斯曼（Dan Crissman）從一開始就明白我為何要寫「囤積」這個主題；他鼓勵我走出某種記者看法，而去對付問題的核心。我非常感謝他，也感謝「帶子出版」創辦人兼發行人和傑出編輯兼作家特魯貝克（Anne Trubek），是她鼓勵我向丹提案的。

有許多朋友伴我度過每個階段的起起落落：我的咖啡店寫作戰友貝亞德（Louis Bayard）、讓歷史活起來的辛德利（Meredith Hindley）、阿拉納（Marie Arana）、寇爾（Susan Coll）、艾爾芬（Dana Elfin）、克里斯特（Gary Krist）、馬許（Kate Marsh）、佩利（Marc Parry）、皮耶齊克（Leslie Pietryzk）、魯索（Sarah Russo），以

及華盛頓特區及其他地方的人。我的女性寫手同儕總是為我帶來啟發。

美國國會圖書館的約切爾森（Abby Yochelson），在研究的方面為我指出正確方向。「漂泊濃縮咖啡」（Peregrine Espresso）那些親切的咖啡師在我工作時為我提供咖啡因和良好氛圍。

我很幸運生活在一座珍視藝術家和作家的城市。要是沒有華盛頓特區公共圖書館的館員，還有「東城書店」（East City Bookshop）、「政治與散文」（Politics & Prose）以及大華盛頓地區一些頂級獨立書店的優質書店老闆，我的文學生活會貧乏得多。華盛頓特區「藝術與人文審議會」頒發的二〇一九至二〇年度個人藝術家獎助金為我提供了必要的財務支持；這筆慷慨的補助幫助我走過整個計畫的最後階段。

我感謝我爸，他是我所認識的人中最有想法又有人情味的一個，他很早就教會我熱愛書籍、寫作和歷史。你永遠都是我的榜樣，老爸。

雖然我媽永遠不會閱讀這本書，但她幫忙形塑了我這個人，和我這個作家。我為此感謝她，我感謝她教給我藝術、音樂和自然的恆久價值，也感謝她成為一個如此盡心盡力的外婆。我希望，藉由分享她所經歷的一些事，可以幫助其他面臨類似艱難情況的家庭。你們並不孤單。

最後，我能完成本書，少不了家人的支持：我先生馬克．特雷納（Mark Trainer）和我們的孩子萊拉（Lela）和芬恩（Finn）。感謝你們在每一步都鼓勵著我，並在整個過程中包容我。你們讓這一切都值得了。

參考資料

- Arnold, Jeanne E. et al. *Life at Home in the 21st Century: 32 Families Open Their Doors* (Cotsen Institute ofArchaeology, 2012).
- Birchall, Elaine, and Cronkwright, Suzanne. *Conquer the Clutter: Strategies to Identify, Manage, and Overcome Hoarding* (Johns Hopkins University Press, 2019.
- Briggs, Asa. *Victorian Things* (Sutton Publishing, 2003; first published by B.T. Batsford, 1988; revised for a Penguin edition, 1990, and a Folio Society edition, 1996).
- Chast, Roz. *Can't We Talk About Something More Pleasant?* (Bloomsbury, 2014).
- Chin, Elizabeth. *My Life With Things: The Consumer Diaries* (Duke University Press, 2016).
- Cohen, Lizabeth. "A Consumers' Republic: The Politics of Mass Consumption in Postwar

America" (*Journal of Consumer Research*, 31(1), 236-239).

- Cohen, Lizabeth. *Household Gods: The British and Their Possessions* (Yale University Press, 2009).
- Davis, Fanny Waugh. "A Housekeeper's Symphony" (*Good Housekeeping*, Vols. 44-45, 1907).
- Dickens, Charles. *Our Mutual Friend.* Edited with an introduction by Stephen Gill (Penguin, 1971; reprinted 1983. First published in serial form in 1864-5 by Chapman and Hall, London).
- Douglas, Mary. *Purity and Danger: An Analysis of the Concept of Pollution and Taboo* (Routledge Classics, 2002, with a new introduction by the author; first published by
- Rutledge & Kegan Paul, 1966).
- Flanders, Judith. *Inside the Victorian Home: A Portrait of Domestic Life in Victorian England* (W. W. Norton, 2003; first American edition 2004).
- Freinkel, Susan. *Plastic: A Toxic Love Story* (Houghton Mifflin Harcourt, 2011).
- Frost, Randy O., and Steketee, Gail. *Stuff: Compulsive Hoarding and the Meaning of Things* (Houghton Mifflin Harcourt, 2010).
- Gosling, Sam. *Snoop: What Your Stuff Says About You* (Basic Books, 2008).
- Hale, John. *The Civilization of Europe in the Renaissance* (Atheneum, 1994).

- Herring, Scott. *The Hoarders: Material Deviance in Modern American Culture* (University of Chicago Press, 2014).
- Hothouse, Christopher. *1851 and the Crystal Palace: Being an account of the Great Exhibition and its contents; of Sir Joseph Paxton; and the erection, the subsequent history and the destruction of his masterpiece* (John Murray, 1850; revised edition, with introduction by Osbert Lancaster, published by Butler & Tanner, 1950).
- Homes, Edward. *Garbology: Our Dirty Love Affair With Trash* (Avery, 2012).
- Howard, Vicki. *From Main Street to Mall: The Rise and Fall of the American Department Store* (University of Pennsylvania Press, 2015).
- Institute for Challenging Disorganization. *Clutter-Hoarding Scale*: *A Residential Assessment Tool* (Institute for Challenging Disorganization, 2011-2019.)
- Johnson, Bea. *Zero Waste Home: The Ultimate Guide to Simplifying Your Life by Reducing Your Waste*, (Scribner, 2013).
- Johnson, Steven. *The Ghost Map: The Story of London's Most Terrifying Epidemic—and How It Changed Science, Cities, and the Modern World* (Riverhead/Penguin, 2006).
- Kondo, Marie. *The Life-Changing Magic of Tidying Up* (Ten Speed Press, 2014).
- Kondo, Marie. *The Life-Changing Manga of Tidying Up* (Ten Speed Press, 2017).
- Kondo, Marie. *Spark Joy: An Illustrated Master Class on the Art of Organizing and Tidying Up* (Ten Speed Press, 2016).

- Leonard, Annie, Fox, Louis and Sachs, Jonah. "The Story of Stuff" (movie produced by Free Range Studios and released in 2007).
- Le Zotte, Jennifer. *From Goodwill to Grunge: A History of Secondhand Styles and Alternative Economies* (University of North Carolina Press, 2017).
- Licence, Tom. *What the Victorians Threw Away* (Oxbow Books, 2015).
- Lidz, Franz. "The Paper Chase" (*The New York Times*, October 26, 2003).
- Lippincott, Lorilee. *The Simple Living Handbook: Discover the Joy of a De-Cluttered Life* (Skyhorse Publishing, 2013).
- Magnusson, Margareta. *The Gentle Art of Swedish Death Cleaning* (Simon & Schuster, 2018).
- Mauries, Patrick. *Cabinets of Curiosities* (Thames and Hudson, 2019).
- Mayhew, Henry. *London Labour and the London Poor: A Cyclopedia of the Condition and Earnings of Those That* Will *Work, Those That* Cannot *Work, and Those that* Will Not *Work*. Dover Publications, 1968; unabridged reproduction of the 4-vol. work as published by Griffi, Bohn, and Company, 1861-62, with a new introduction by John D. Rosenberg.
- Mayhew, Henry. *The Morning Chronicle: Survey of Labour and the Poor: The Metropolitan Districts, Vol. I-VI* (accounts published in 1849-50; Caliban Books edition, 1980).
- McCarraher, Eugene. *The Enchantments of Mammon: How Capitalism Became the Religion of Modernity* (Harvard U. Press, 2019).

- Minter, Adam. *Junkyard Planet: Travels in the Billion-Dollar Trash Trade* (Bloomsbury, 2013).
- Minter, Adam. *Secondhand: Travels in the New Global Garage Sale* (Bloomsbury, 2019).
- Morris, William. *Hopes and Fears for Art: Five Lectures Delivered in Birmingham, London, and Nottingham, 1878-1881* (1882).
- Nicholson, Shirley. *A Victorian Household* (Barrie & Jenkins, 1988; Sutton Publishing, revised edition, 1998).
- Obniski, Monica. "The Arts & Crafts Movement in America"(*Heilbrun Timeline of Art History*, The Metropolitan Museum of Art, 2000–).
- Paxton, Matt. *The Secret Lives of Hoarders: True Stories of Tackling Extreme Clutter* (Perigee, 2011).
- Plotz, John. *Portable Property: Victorian Culture on the Move* (Princeton University Press, 2008).
- Rotskoff, Lori. "The Victorian Martha Stewart" (*The Women's Review of Books*, May-June 2007).
- Rubin, Gretchen. *Outer Order, Inner Calm: Declutter & Organize to Make More Room for Happiness* (Harmony Books, 2019).
- Sanborn, Jason. "America's Clutter Problem" (*Time Magazine*, March 12, 2015).

- Schama, Simon. *The Embarrassment of Riches: An Interpretation of Dutch Culture in the Golden Age* (Fontana, 1988).
- Schor, Juliet B., and Holt, Douglas B. *The Consumer Society Reader* (The New Press, 2000).
- Sennett, Richard. *The Craftsman* (Yale University Press, 2008).
- Siniawer, Eiko Maruko. *Waste: Consuming Postwar Japan* (Cornell University Press, 2018).
- Trentmann, Frank. *Empire of Things: How We Became a World of Consumers, from the Fifteenth Century to the Twenty-First* (HarperCollins, 2016).
- Vaidyanathan, Siva. "The Decade in Advertising: Targeted Ads Exploded, and the Damage Has Been Devastating"(*Slate* magazine, December 27, 2019).
- Viewing, Gerald, and Mendes, John, eds. *Exchange and Mart: Selected Issues 1868-1948* (David & Charles Reprints, 1970).

囤積癖
Clutter: An Untidy History

作　　者　珍妮佛・霍華德 (Jennifer Howard)
翻　　譯　陳義仁
封面設計　萬亞雰
內頁排版　高巧怡
行銷企劃　林瑀、陳慧敏
行銷統籌　駱漢琦
業務發行　邱紹溢
營運顧問　郭其彬
責任編輯　李嘉琪
總 編 輯　李亞南
出　　版　漫遊者文化事業股份有限公司
地　　址　台北市松山區復興北路331號4樓
電　　話　(02) 2715-2022
傳　　真　(02) 2715-2021
服務信箱　service@azothbooks.com
網路書店　www.azothbooks.com
臉　　書　www.facebook.com/azothbooks.read
營運統籌　大雁文化事業股份有限公司
地　　址　台北市松山區復興北路333號11樓之4
劃撥帳號　50022001
戶　　名　漫遊者文化事業股份有限公司
初版一刷　2022年5月
初版三刷(1)　2022年8月
定　　價　台幣360元
ISBN　978-986-489-612-7

國家圖書館出版品預行編目 (CIP) 資料

囤積癖/ 珍妮佛. 霍華德(Jennifer Howard) 著 ; 陳義仁譯. -- 初版. -- 臺北市 : 漫遊者文化事業股份有限公司出版 : 大雁文化事業股份有限公司發行, 2022.05
面；　公分
譯自 : Clutter : an untidy history
ISBN 978-986-489-612-7(平裝)
1.CST: 強迫症 2.CST: 囤積性格 3.CST: 消費心理學
415.991　　111003772

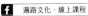